Elisabeth Lukas
Reinhardt Wurzel

Pandemie und Psyche

Elisabeth Lukas
Reinhardt Wurzel

Pandemie und Psyche

Wege zur Stärkung der seelischen Immunität

VERLAG NEUE STADT
MÜNCHEN · ZÜRICH · WIEN

2020, 2. Auflage

Gestaltung und Satz: Reinhardt Wurzel und Neue-Stadt-Grafik
Druck: Grafisches Centrum Cuno, Calbe
ISBN 978-3-7346-1246-6

Auch als eBook (ohne Fotos):
ISBN 978-3-87996-436-9

Printed in Germany

www.neuestadt.com

MIX
Papier aus verantwortungsvollen Quellen
FSC® C043106

klimaneutral gedruckt
www.klima-druck.de
ID-Nr. 2093221

Allen Personen gewidmet,
die während weltumspannender Krisen
ein großes Maß an Mut,
Besonnenheit und Hilfsbereitschaft
bewiesen haben und beweisen.

Elisabeth Lukas
Reinhardt Wurzel

Inhalt

Bestandsaufnahme

Reinhardt Wurzel: Uns kneifen die Zehen, und die den Hals umschließende Sturmhaube schützt kaum noch vor der Kälte. Viele Stunden harren wir schon so aus, stehen nahezu unbeweglich auf gefrorenem Boden. Fortwährend liegt der Kopf fast schmerzhaft im Nacken, aber wir beachten dies nicht. In andauernder Faszination bestaunen wir das märchengleiche Wunder, welches sich über unseren Köpfen abspielt: den Sturm der Corona, den Höhepunkt der Aurora Borealis, das wundersame Polarlicht im Herzen Lapplands.

Unter diesem Aufruhr am Himmel, wenngleich lautlos wie in einsamster Wüste, kommen wir Beobachter uns vor, als wären wir geradewegs in eine fremde Welt versetzt. Obwohl Neumond herrscht, sind Baum und Strauch beleuchtet, der mit Raureiffarnen verzierte Schnee ist grünfarben erhellt, und alles Gefrorene glitzert wie ein Myriadenmeer von Diamanten, während eisiger Atem uns die Wimpern verklebt. Ab und zu tönt ein unheimlicher „Schuss" durch die bizarre Landschaft: das knallende Bersten kahler Bäume, deren gefrierender Saft die hölzernen Stämme zerreißt. Wir können unsere Blicke von diesem Schauspiel nicht abwenden. Die Polarlichtwirbel kommen und gehen wie im Rhythmus von Spannung und Entspannung. In zehnminütigem Abstand baut sich ein kreisrundes Gebilde auf, verharrt, teilt sich plötzlich in vorhangartige Windungen, und schmale Strahlenbündel tropfen von allen Seiten hernieder. Bis mit einem Male – es ist der Moment, da unser aller Atem stockt – durch die nadelartigen Strahlen in hoher Geschwindigkeit Lichtwellen huschen, wieder und immer wieder, und wir atemlos erkennen ... das Auge der Corona!

Die Akkus der Kameras sind aufgebraucht. Raureif setzt sich überall an uns ab, und die Nasenspitzen tropfen; die Kälte fordert ihren Tribut. Aber jetzt heim ins warme Bett? Unmöglich, denn der nächste Zauber ist im Kommen. Minuten nur, und wir werden Zeugen einer unglaublichen Erscheinung. Ein weißer Lichtring steht über unseren Köpfen im Zenit. Bewegungslos, fast abwartend. Mit einem Male lösen sich Strahlen und senken sich bis zum Erdboden, verharren, als ob sie hinter dem nächsten Wald verankert wären. Es sind acht bis neun scharfe Strahlen in einem 45-Grad-Abstand. Dazwischen schwarzer, brillanter Sternenhimmel. Welch ein Kontrast! Wir werden Zeugen, dass diese Strahlen keine starren „Scheinwerfer“ sind. In ihnen werden neue feine Lichtstrahlen sichtbar, die stärker und schwächer aufglimmen ..., wir sehen quasi „lebendiges Licht“. Ich drehe mich im Kreis und fasse es nicht. Die Strahlen tropfen kreisförmig auf uns herab, und mitten darin, wie in einem überirdischen Lichtdom, stehen wir drei einsamen Beobachter unter der Corona, welche über uns schwebt.

Verabschieden wir uns jetzt aus diesem Geschehen im fernen Lappland und finden uns wieder im Hier und Heute.

„Corona“ – dieses Wort ist seit der weltumspannenden Pandemie, die Anfang 2020 ausbrach, in aller Munde. Selbst die jüngsten Kinder können schon etwas dazu sagen. Dabei bieten sich zu allen Begriffen stets verschiedene Definitions- und Interpretationsmöglichkeiten an und nie nur eine einzige feststehende Betrachtungsweise. Ich zum Beispiel kenne das Wort seit Jahrzehnten in ganz anderen Zusammenhängen. Etwa im Kontext einer Sonnen-Corona, welche in unbeschreiblicher Schönheit während einer Sonnenfinsternis am Himmel prangt. Neben der zuvor beschriebenen Polarlicht-Corona gibt es auch die Mond-Corona oder die zwei Sternbilder *Corona Borealis* und *Corona Australis*. Aus dem Lateinischen übersetzt bedeutet Corona einfach „Kranz, Krone“.

Dass diesem Begriff durch eine Pandemie eine betrübliche Prägung verliehen werden würde, konnte niemand vorhersehen. Was sich aber vorhersagen lässt, ist, dass jeder, der eine derartige Krisenzeit durchlebt, wählen wird, wie er mit den durch die Krise entstandenen persönlichen Belastungen und Bedrohungen umgeht. Bekanntlich wohnt jeder Krise auch (zumindest) eine Chance inne. Diese kann sich im Gewand neuer Wege zu neuen Ziele auftun. Dazu passt der Dante Alighieri zugeschriebene Ausspruch:

„Der Weg zum Ziel
beginnt an dem Tag,
an dem du die volle Verantwortung
für dein Leben übernimmst.“

Krisenmanagement hängt offensichtlich von dem Part ab, den ein „Du“, das heißt ein Betroffener, in Eigenregie übernimmt. Charles Dickens meinte dazu: „Auch eine schwere Tür braucht nur einen kleinen Schlüssel.“ Und Edmund Hillary formulierte noch deutlicher: „Es ist nicht der Berg, den wir bezwingen – wir bezwingen uns selbst.“

Das sind kluge Sprüche!

Meines Erachtens geht es im Leben hauptsächlich um die Einsichten, die wir *auch und besonders in Krisenzeiten gewinnen*, und um die Wege, die wir daraufhin einschlagen. Mögen es Wege mit und nicht gegen die Natur sein! Ist doch die Welt der Pflanzen, Tiere, Landschaften und Gesteine ein ungeheurer Heilgarten, in dem wir immer wieder Zuflucht suchen können. Ich halte ihn für die stärkste Quelle zur Kräftigung und seelischen Erholung. So wie von mir vor wenigen Jahren mit zwei Freunden erlebt und in der Eingangsreportage geschildert.

Ein wesentliches Element, welches unsere Lebenswege vorbahnt, sind unsere Grundeinstellungen. Psychologische Forschungen zeigen, dass die Anfänge unseres Handelns in unseren individuellen Einstellungen gründen. Diese führen zu bestimmten Gedanken, und diese Gedanken beeinflussen unsere Emotionen. Gedanken drücken sich in Worten aus, und Worte führen, begleitet von unseren Emotionen, wiederum zu Taten. Ähnliche Taten gerinnen zu Gewohnheiten und Gewohnheiten formen schließlich unsere Persönlichkeit. Das bedeutet, dass es nicht die äußeren Gegebenheiten sind, die total bestimmen, wie unsere Lebenswege verlaufen.

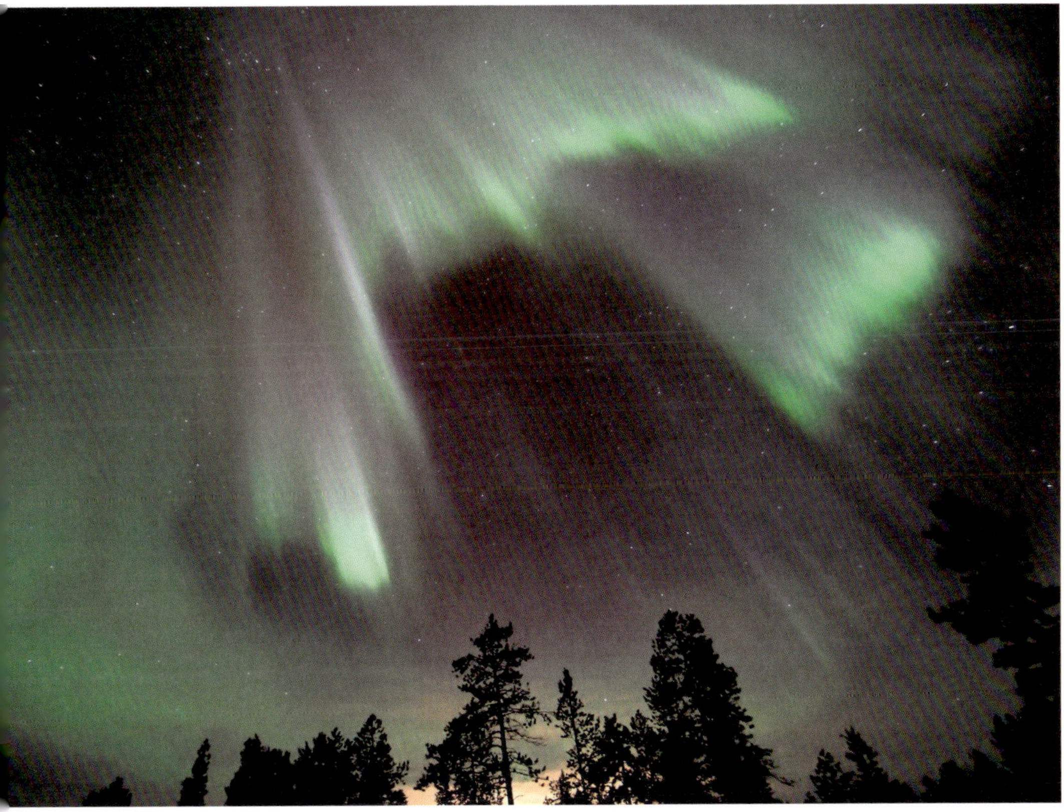

Es gibt Zauberhaftes, dem sich niemand entziehen kann.

(Intensiver Strahlenvorhang der Polarlicht-Corona nahe Kiruna, Schweden)

Im vorliegenden Buch möchten meine Koautorin und ich uns nicht explizit mit einem bestimmten Virus und seinen Infektionswirkungen auseinandersetzen. Wir wollen auch keine politischen, ökonomischen oder medizinischen Strategien als richtig oder unrichtig erörtern. *Das Buch möchte vielmehr die Leserinnen und Leser inspirieren, sich mutig den vielfachen Widerfahrnissen zu stellen,* die im Zuge von Epidemien, hereinbrechenden Naturgewalten, globalen Wirtschaftturbulenzen samt ihren langwierigen Nachwehen auf uns niederprasseln (und jederzeit wieder niederprasseln können). Solche Ereignisse richten millionenfachen Schaden an. Sie kosten Tausenden Menschen das Leben. Sie durchkreuzen Tausende Pläne und Hoffnungen und vernichten mehr Güter, als auf absehbare Zeit erfassbar ist.

Dass sich dabei enorme Ängste und Depressionen ausbreiten, ist nicht zu verwundern. Dennoch gibt es Argumente dafür, dass wir uns aus jedem Schlamassel regenerieren können, wenn nicht nur unsere körperliche, sondern auch unsere seelische Immunität daraus gestärkt hervorgeht. Und es gibt Leitlinien für ein „geläutertes Leben danach", denen wir uns nicht verschließen sollten, wie meine Koautorin betont. In uns schlummern genügend Kapazitäten, um unsere Zukunft jeweils neu zu ordnen und verantwortlich zu gestalten.

Freilich, wer weiß schon, was die Zukunft noch mit uns vorhat? Vielleicht heißt es ja ungünstigerweise: „Nach einer Pandemie ist vor einer Pandemie." Oder vielleicht naht die nächste Katastrophe in Form klimatischer Überhitzung, Megawaldbränden und Bodenaustrocknungen. Wie auch unsere Lebensmelodie spielen mag – seien wir bereit, sie zu ihrem bestmöglichen Klang zu bringen! Stärken wir uns für alles, was kommt! Und geben wir nie die Überzeugung auf, dass durchaus noch Erfreuliches auf uns zukommen kann. Während der ungemein langen Zeiträume, in denen der Neuankömmling Mensch inzwischen über Mutter Erde kriecht, humpelt und stolpert, gab es nicht nur einen stetigen Zuwachs an Erkenntnissen, sondern auch stets Momente überwältigend prachtvoller Erlebnisse, an denen sich der Mensch wieder himmelwärts aufrichten konnte.

▪ ▪ ▪

Zum Nachdenken:

„Ärgere dich nicht darüber,
dass der Rosenstrauch Dornen hat,
sondern freue dich,
dass der Dornenstrauch Rosen trägt."
(Arabisches Sprichwort)

▪ ▪ ▪

Elisabeth Lukas: Die Schriften meines Lehrers, des Wiener Psychiaters und Neurologen Viktor E. Frankl, sind seit Jahrzehnten Bestseller. Dennoch liest man sie heute mit einem jäh aufflammenden neuen Verständnis. Denn in den 1930er- und 1940er-Jahren, in denen Frankl einen Großteil der Inhalte seiner wissenschaftlichen Abhandlungen konzipiert hat, gab es gewisse Analogien zu den Schrecknissen der Gegenwart. Damals war es zwar kein explosionsartig expandierendes Virus, aber dafür hielt die Weltwirtschaftskrise die Menschen in Atem, und der Wahnsinn von Antisemitismus, Fanatismus und Aufhetzung zum Kampf füllte die Gräber. Was Frankl seiner Leserschaft anbot, waren die Rückbesinnung auf die unverlierbare Menschenwürde sowie Rezepte der geistig-seelischen Überlebenskunst inmitten von Tragödien.

Auch die Corona-Pandemie hat die menschliche Gesellschaft vor unerwartete alarmierende Probleme gestellt. Allerdings ist ein weltweiter *gemeinsamer Feind* eine Novität. Früher gab es ein „wir" (die vermeintlich Guten) und „die anderen" (die vermeintlich Bösen). Heute stehen eher „wir und die anderen" gefährlichen Bedrohungen gegenüber. Das „wir" schützt uns nicht (mehr), und „die anderen" sind genauso arm dran wie wir. Das nährt allerorts ein beklemmendes Gefühl der Unsicherheit. Der Boden unter unseren Füßen scheint zu wanken. Gibt es irgendwelche Haltegriffe fürs Gemüt? Blättern wir bei Frankl nach.

Wenn es einen schweren Schicksalsschlag zu verkraften gibt, lautet eine Empfehlung aus der Psychotherapie: „Fixiere deine Gedanken nicht auf diesen Schicksalsschlag, sondern gedenke deiner immer noch vorhandenen Ressourcen. Sammle sie und bündele sie zu einem Kräftepaket."

Befolgen wir diesen Rat. Wir haben hier in Mitteleuropa rund 70 ausgezeichnete Jahre hinter uns. Es waren Jahre ohne gravierende Katastrophen, grassierende Hungersnöte, Kriegswirren, Vertreibungen usw. Also bei allen Schwankungen *Jahre des Wohlstandes*. Das Bildungsniveau, die Besitztümer und die Lebenserwartung sind bei uns gestiegen. Die gegenwärtige Lage erinnert daran, *dafür zutiefst dankbar zu sein* und das Wissen aufzufrischen, dass nichts davon selbstverständlich war und ist. Wir haben das zwar in einem Winkel unseres Gehirns gespeichert, insbesondere, wenn wir auf so manche Kriegs- und Elendsgebiete der Erde oder auf unsere eigene Geschichte in der ersten Hälfte des vorigen Jahrhunderts schauen. Aber wir vergessen es häufig – und jetzt sind wir abrupt wachgerüttelt. Faktum ist: Menschliches Leben hängt ständig an einem seidenen Faden, individuell und kollektiv.

Es wäre nicht falsch, unsere Dankbarkeit sogar auf die Gegenwart auszudehnen. Denn selbst in der misslichen Situation, in der wir gerade stecken, gibt es bei uns Lichtblicke und Hoffnungsschimmer. Wir haben solide Regierungen, materielle Reserven, funktionierende Gesundheitssysteme, eine blühende Landwirtschaft und einen hohen technischen Standard … – die besten Voraussetzungen, dass wir uns in näherer Zukunft wieder erholen werden können. Unvergleichlich bessere Voraussetzungen, als sie etwa 1945 vorhanden gewesen sind.

Damit möchte ich nichts beschönigen (und keine Missstände ausklammern, die es leider auch bei uns gibt), sondern nur sagen, dass die Realität stets mehrere Facetten aufweist. Es ist zum Beispiel genauso wahr, dass man an einer Seuche sterben kann, wie es wahr ist, dass man von der Erkrankung wieder genesen kann. Deshalb darf man auch beides im Blick haben. Ebenso ist es wahr, dass Menschen in einer Krise wie der gegenwärtigen provokant-aggressiv oder lethargisch-depressiv reagieren, wie es wahr ist, dass Menschen an ihr wachsen, flexibel und kreativ werden und sogar an Vernunft und Moral gewinnen.

Von Frankl ist das verblüffende Wort überliefert, dass die Insassen von Konzentrationslagern „zu Schweinen oder zu Heiligen wurden“. Manche stahlen ihren darbenden Mithäftlingen den letzten Bissen Brot, und manche schenkten ihnen ihre eigene Tagesration. Damit bestätigte Frankl die Erfahrung, dass man sich in akuten Grenzsituationen verbiegt und verändert. Unter der Weißglut des Schmerzes kristallisiert sich der Kern des Menschseins heraus. Und die zur Auswahl stehende Palette reicht vom Durchdrehen und Amoklaufen bis zum bravourösen Edelmut und Liebeswerk. Aber das alles geschieht nicht automatisch, weil wir keine vorprogrammierten

Automaten sind. Letztlich sind es unser Wille und unsere ureigene Entscheidung, die den Anstoß geben, in welche Richtung wir uns verändern – wenn es ernst wird.

Auch im Zuge einer Pandemie sind „Schweine“ und „Heilige“ überall zu orten. Die einen bereichern sich per Internetkriminalität, indem sie belügen, betrügen und berauben, wen sie nur erwischen können. Die anderen breiten schier Engelsflügel über den Schutzbedürftigen aus. Bedenken wir daher, bevor wir uns entscheiden: *Nichts zwingt uns, unsere Entscheidung in die eine oder andere Richtung zu fällen. Auch ein mächtiges Virus nicht.*

Es ist bereits das gern gebrauchte Wort gefallen, dass einer Krise häufig eine Chance innewohnt. Aber worin besteht eine solche Chance eigentlich? Nun – Krisen machen in der Regel etwas sichtbar, *das schon vor dem Eintritt der Krise nicht in Ordnung gewesen ist*. Gemäß dem populären Motto „Alte Sünden werfen lange Schatten“ ballen sich die geworfenen Schatten gleichsam in der Krise zusammen. Die Chance besteht dann darin, die „Sünden“ zu revidieren und künftig ihre Schatten zu vermeiden. In der Medizin wissen die Ärzte ein Lied davon zu singen, sprich Fastfood, Rauchen, Bewegungsmangel etc. Auch in der Psychotherapie kennt man eine Reihe von Schatten werfenden „Vorsünden“. Zum Beispiel macht sich jemand sehr abhängig von einer anderen Person und deren Zuwendung, und plötzlich ist diese andere Person nicht mehr da. Oder jemand geht völlig in seinem Beruf auf und kann ihn plötzlich nicht mehr ausüben. Oder jemand behandelt seine Untergebenen sehr hochmütig und herablassend und ist plötzlich auf ihre Loyalität angewiesen. Die Krisen, die sich aus alledem ergeben, offerieren *Qualitätsverluste und Lerngewinne*. Das Leben wird unangenehmer, aber die Person wird (hoffentlich) klüger.

Würden wir jetzt nach den Menschheitssünden vor der gegenwärtigen Krisenvielfalt fragen, was würden wir alles aufzählen? Wahrscheinlich das Wirtschaftswachstum um jeden Preis, die Vergrößerung der Schere zwischen Arm und Reich, das aus diversen Gründen allzu große Bevölkerungswachstum in vielen Teilen der Welt, die gnadenlose Ausbeutung von Mensch und Natur, das Machtmonopol Geld u. Ä.: Schatten gibt es zur Genüge! Und was könnte der Lerngewinn sein? Wie wäre es mit einer selbst auferlegten superben Bescheidenheit? Nicht nur bezüglich der materiellen Unersättlichkeit bei den reicheren Volksschichten. Auch generell in Bezug auf Ansprüche, Rechthaberei, Verurteilen und eine Selbstüberheblichkeit, die dem Zustand unserer Spezies in keiner Weise angemessen ist.

Ich möchte behaupten, die Chance unserer Ära bestünde in einem Training in neuer Bescheidenheit. Freilich wären in unseren Landen z. B. Weinbauern und Getränkehersteller entsetzt, würde man sagen, dass man auch frisches Wasser statt Wein und süßer Limonaden zum Essen trinken kann. Kosmetik- und Schönheitssalonbesitzer wären entsetzt, wür-

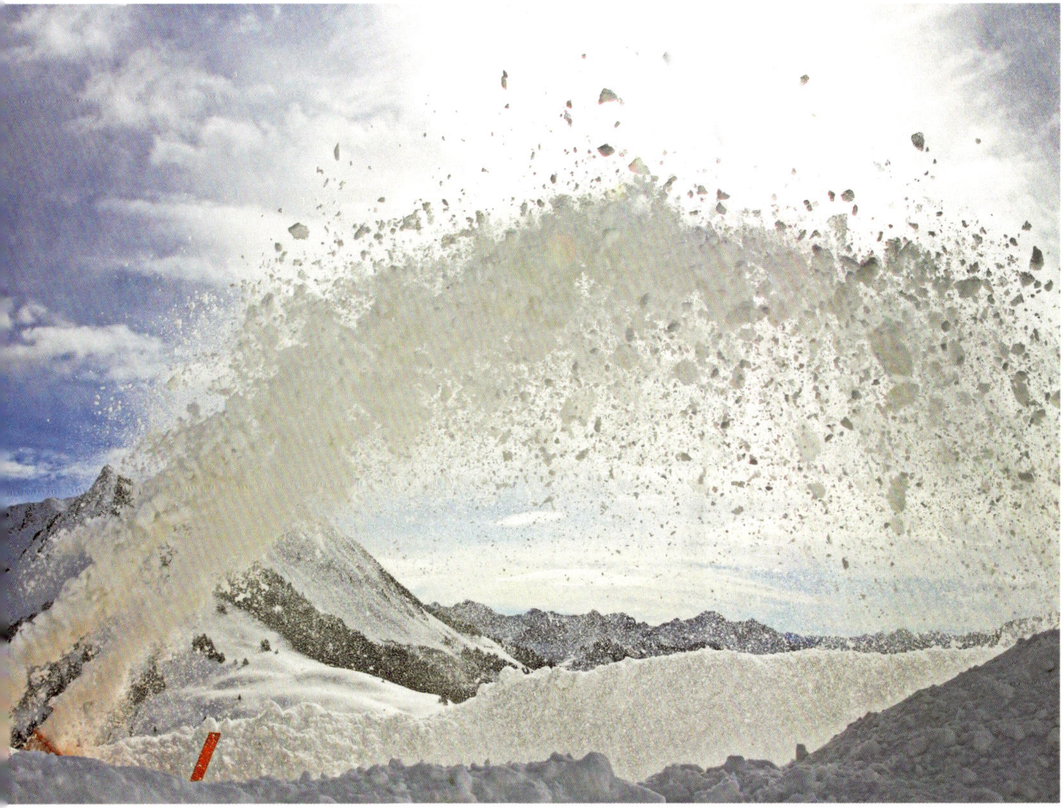

Manche Wege müssen aufwendig freigelegt werden.

(Fontäne einer Schneefräse am Furkapass bei Damüls, Österreich)

de man konstatieren, dass man auch mit Fältchen im Gesicht und ungefärbten Haaren fröhlich leben kann. Baulöwen wären entsetzt, würde man propagieren, dass für Kleinfamilien auch kleine Wohnungen vollauf genügen. Vertreter der Automobilbranche wären entsetzt, würde man darauf hinweisen, dass fast niemand die immer größeren und stärkeren Fahrzeuge benötigt. Es ist eben viel leichter, auf ein langsam anlaufendes Karussell aufzuspringen, als dann, wenn es sich kontinuierlich schneller dreht, wieder abzuspringen.

Eine Pandemie könnte sozusagen einen Zwangsabsprung einleiten, der zwar etliche Blessuren nach sich zieht, aber beweist, dass „es geht". Dass sich schier ungebremstes, primär quantitatives Wachstum doch noch abbremsen lässt, bevor es implodiert. Zukunftsforscher haben ja schon lange ein Unbehagen bezüglich einer ungebremsten Menschheitsvermehrung und Wirtschaftsexpansion auf einem Planeten, der nicht mitexpandiert.

Antwort geben müssen

Reinhardt Wurzel: Epidemien ziehen sich durch die Menschheitsgeschichte hindurch. Schon in der Bibel sind dergleichen einschneidende Ereignisse erwähnt. Einige führten dazu, dass ein großer Prozentsatz der Weltbevölkerung verstarb, aber auch andere mit geringeren Opferzahlen rückten die großen Fragen des Lebens in den Fokus und in das Bewusstsein der Menschen.

Unter einer Epidemie versteht man das gehäufte Auftreten von Krankheitsfällen derselben Ursache innerhalb eines bestimmten Gebietes und Zeitraums. In unserer globalisierten Welt mit ihrem internationalen Verkehr und Warenaustausch wuchern sie pfeilschnell von Region zu Region. Schätzungen der Weltgesundheitsorganisation zufolge erkranken jährlich 10 bis 20 Prozent der Weltbevölkerung an Grippewellen (Influenza) mit Opferzahlen zwischen 200.000 und 400.000 Menschen. Bei schweren Verläufen kann auch eine Grippe tödlich enden, sowohl bei Kleinkindern und Teenagern als auch bei Erwachsenen, insbesondere bei älteren Menschen. Erschwerend kommt hinzu, dass sich ständig neue Varianten an Viren bilden – mit unter Umständen längeren Inkubationszeiten.

Ich stimme meiner Koautorin zu, dass wir uns im Klaren darüber sein sollten, dass es keine hundertprozentige Sicherheit gibt. Weder vor Viren oder Bakterien noch vor Krankheiten oder Unfällen, ob im Haus oder außerhalb des Hauses. Unser „Lebensschiff" fährt trotz aller möglichen Umsicht immer auf einem Ozean der Überraschungen dahin – und nicht jede Überraschung ist erbaulich. Es gibt für unser „Schiff" viele unsichtbare Riffe oder unsichtbare Eisberge; und wie eine zunächst vergnügliche Fahrt ausgehen kann, bezeugen die Katastrophen der Ozeanriesen Costa Concordia und Titanic. Kein Kahn ist unsinkbar. Niemand ist gegen Unglück gefeit.

▪ ▪ ▪

Zum Nachdenken:

„Nicht die Glücklichen sind dankbar.
Es sind die Dankbaren, die glücklich sind."
(Francis Bacon)

▪ ▪ ▪

Elisabeth Lukas: Es gibt ein interessantes philosophisches Wort von Frankl, der gemeint hat, dass wir *nicht die Fragenden, sondern die Antwortenden sind.* Es ist nutzlos, das Leben zu fragen oder dagegen aufzubegehren, dass unsere Umstände so und so sind, wie das Schicksal sie uns eben präsentiert. Das *Leben* ist es, das uns quasi die Fragen stellt. Es fragt uns: „Deine Umstände sind so und so – was machst du daraus? Wie antwortest du darauf? Wie handelst du angesichts der vorliegenden Umstände? Wie stellst du dich zu ihnen ein?" *Darin*, in diesem Antwort-geben-Können, ja Antwort-geben-Müssen liegt unsere Wahlfreiheit. Nie sind wir frei von irgendwelchen Belastungen (übrigens auch nicht von eventuellen Entlastungen), sondern wir starten dort in die Freiheit, wo wir beginnen, mit unseren Belastungen und mit unseren speziellen Möglichkeiten auf unsere ganz persönliche Weise umzugehen. Das ist ein Aspekt, der in einem Ausnahmezustand wie demjenigen, in dem wir uns derzeit befinden, sehr hilfreich sein kann. Nämlich zu wissen: *Auf die Antwort von jedem Einzelnen von uns kommt es an.*

Tatsächlich beobachten wir unzählige Beispiele von großartigen Antworten, die Menschen („Heilige" in Frankls Diktion) auf die rasante Virus-Ausbreitung und seine enormen Konsequenzen gegeben haben und weiterhin geben. Wie viele waren sich ihrer Systemrelevanz bewusst und arbeiteten unter Risikobedingungen, um die Bevölkerung mit dem Notwendigen zu versorgen. Wie viele meldeten sich freiwillig zur Unterstützung der Alten, Schwachen und Behinderten. Wie viele entwickeln Ideen, um geschäftliche Ausfälle zu kompensieren. Wie viele stehen Bekannten und Nachbarn bei. Ich denke, dass unsere Kinder in der jetzigen Zeitspanne bei allen unbestreitbaren, oft großen Problemen für sie selbst wie für die Familien etliches mehr lernen, als sie in den Schulen gelernt hätten, die sie wochenlang nicht besuchen durften. Sie lernen auf eine neue Weise Solidarität, Zusammenhalt, Verzicht,

Selbstdisziplin, Rücksichtnahme und was sonst noch in Phasen der Bedrängnis nötig ist. Und sie lernen Dinge neu wertzuschätzen: dass es zum Beispiel schon das reinste Glück ist, morgens ohne Fieber aufzuwachen und fröhlich aus dem Bett springen zu können. Oder dass es gar nicht selbstverständlich ist, in einem Park herumtollen zu können.

Natürlich ist jeder Lernprozess mühsam. Es gibt massive Widerstände, betrübliche Rückschläge, falsche Verführungen. Aufschreie oder Resignation lösen die erste Schockstarre ab. Nichts läuft reibungslos. Trotzdem bin ich sicher, dass unsere Gesellschaft nach dem Abklingen der gegenwärtigen Pandemie-Phase nicht nur eine negative ökonomische Bilanz ziehen wird. Im geistig-seelischen Bereich wird sie vielleicht gar eine positiv getönte Bilanz ziehen. Man wird in seinen Ansprüchen zwangsläufig bescheidener geworden sein. Man wird mit weniger Luxus zufrieden sein. Vielleicht wird man die Verschwendung und Vernichtung von Lebensmitteln ein für allemal beenden, ebenso auch eine grausame und dem Tierwohl widersprechende „Fleischproduktion". Und man wird, so die Hoffnung, soziale und familiäre Beziehungen weniger leichtfertig gefährden, weil man gemerkt haben wird, dass ein kooperatives, achtungsvolles Miteinander immer noch trägt, wenn andere Werte wegbrechen.

Als Kriegskind bin ich in den kargen Nachkriegsjahren aufgewachsen. Deswegen sei mir der folgende kleine Hinweis gestattet: Ich kann mich nicht erinnern, dass damals auch nur *ein*

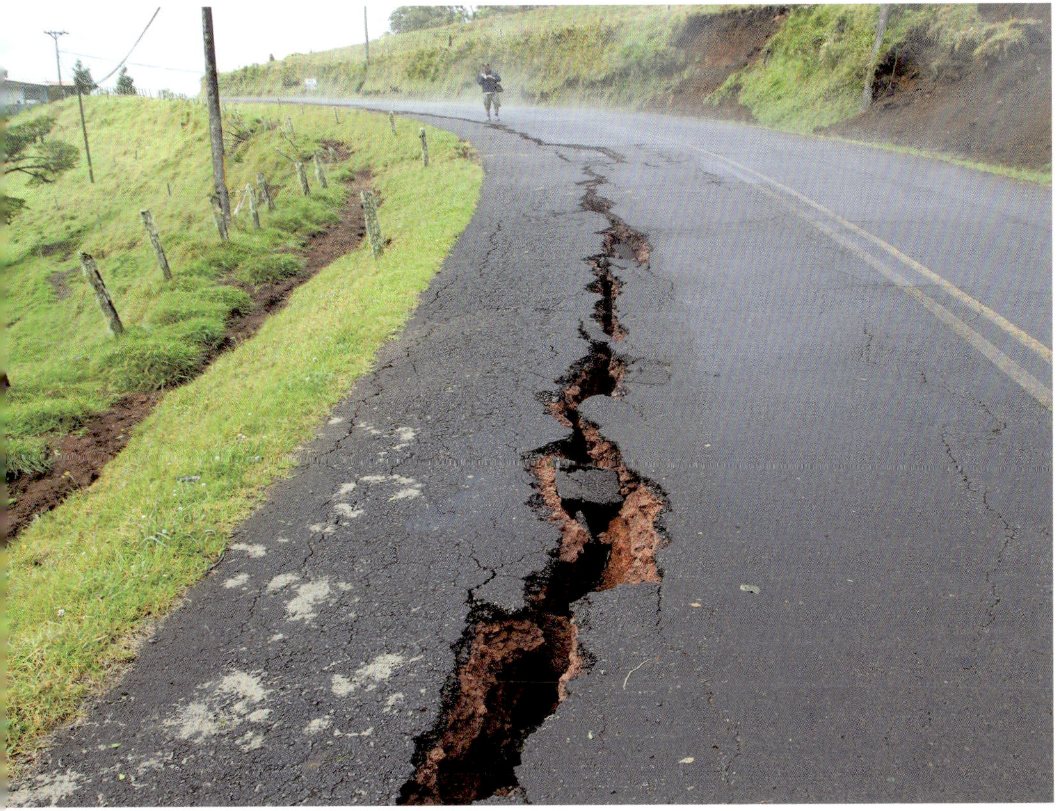

Narben in der Erinnerung können zurückbleiben.

(Bergstraße nach einem Erdbeben bei Poas, Costa Rica)

Kind in unserer Schule übergewichtig war. Essen war rar. Autos gab es noch kaum, Geld für die Straßenbahn hatten wir sowieso nicht, und daher bewegten wir uns ständig. Wir Mädchen waren so spindeldürr (was natürlich auch nicht ideal ist), dass die Mode bauschige Unterröcke erfand, damit wir nicht gar zu mickrig wirkten. Heutzutage erfindet sie Hängekleider, die dicke Bäuche kaschieren sollen.

Eine verschlechterte Wirtschaftslage könnte ein fulminanter Anlass zum Abspecken sein. Im Großen zum Abspecken etwa von Militärausgaben (im Jahr 2019 beliefen sie sich auf 1,92 Billionen = 1.920.000.000.000 Dollar weltweit). Im Kleinen – und da sind wir wieder beim Einzelnen angelangt – u. a. zur Gewichtsreduktion. Das Übergewicht ist einer der größten Feinde sowohl des jungen als auch des alten Menschen. Den Jungen verdirbt es oft die Entfaltung eines gesunden Selbstbewusstseins, den Alten verdirbt es einen Gutteil ihrer Selbständigkeit. Es macht träge, faul und hinfällig. Im mittleren Alter kann man es mit gewissen Vorzügen kompensieren, aber dem Körper zuträglich ist es nie. Und als Ersatzbefriedigung taugt das Essen-in-sich-Hineinstopfen überhaupt nicht. Man muss sich schon um echte liebevolle Beziehungen zu seinen Mitmenschen bemühen, um Befriedigung in der Gemeinschaft zu finden. Gerade wenn sich die Schatten ringsum zusammenziehen, zeichnet sich dies immer deutlicher ab.

Es ist bereits erwähnt worden, dass innere Einstellungen grundlegend sind für unser menschliches Verhalten und letztlich für unsere Persönlichkeitsformung. Sollte es SARS-CoV-2 und Konsorten gelingen, die inneren Einstellungen einer größeren Menge von Personen auf ein ethisch sanft angehobenes Niveau zu hieven, wäre dies ein merkwürdiger und dennoch kalmierender Gedanke.

Die Evolution ist seit jeher nach dem Prinzip verfahren, „Antwort zu geben". Sie antwortet auf physikalische und chemische Gesetze mit Neubildungen. Sie antwortet auf Mutationen lebender Organismen mit Selektion des sich Bewährenden. Sie antwortet auf Ungleichgewichte mit Austarierung. Zweifellos antwortet sie auch auf Massenverfehlungen des Homo sapiens, und dies ist kein Spaß. Wenn der Konsumwahn und die Überbevölkerung auf unserem Planeten voranschreiten, wird die Evolution Antworten darauf parat haben. Hoffen und beten wir, dass es nicht Antworten wie Pandemien sind.

Dem Tod ins Auge blicken

Reinhardt Wurzel: Adaptation ist die Fähigkeit, sich an variierende Lebensbedingungen, Umstände oder Regeln anzupassen, ohne auf den bisherigen Praktiken und Gewohnheiten zu beharren. In der Natur ist die Eigenschaft der Lebewesen, sich an Veränderungen anpassen zu können, überlebensnotwendig.

Der Mensch ist durch sein mental-kognitives Potenzial für Adaptationen besonders gut gerüstet. Intellekt und Erfindungsgabe helfen ihm, sich fast überall aufzuhalten, heute sogar in einer Raumstation im lebensfeindlichen All. Solange er diese Fähigkeit kontinuierlich ausübt, bleibt er rege und vital.

Die Anpassungsfähigkeit ist eine unschätzbare Hilfe auf dem beschwerlichen Weg durch das Würfelspiel der Zufälle. Wer sie benützt, kann seine Gefühle und Bedürfnisse weitgehend kontrollieren, kann in verschiedenen Umfeldern leben und vieles ertragen. Dies verleiht ihm die Chance, selbst unter widrigen Umständen noch ausgeglichen und erfolgreich zu sein.

Im Zeitalter medialer Vernetzung treffen jedoch schlechte Nachrichten von überall her sofort bei uns ein und stellen unsere Anpassungsfähigkeit auf eine harte Probe.

Weltumspannende Ereignisse wie eine Pandemie lassen geradezu einen wirtschaftlichen und sozialen Tsunami um den Globus laufen, der je nach Lage der Nationen verheerende Folgen nach sich zieht. Intelligente, wohldurchdachte und auf Dauer tragfähige Lösungen zeichnen sich nicht oder allenfalls im Schneckentempo ab, und dies strapaziert unsere Anpassungsfähigkeit enorm. In welcher Hinsicht und woran sollen wir uns jetzt überhaupt anpassen? An gesellschaftliche Abstandsregeln? An horrende Todesszenarien? An ein Leben in ständiger Furcht? Was heißt da Adaptation? Und: Ist in einer solchen Ausnahmesituation vielleicht noch anderes gefragt?

Als geistige Wesen verfügen wir neben unseren kognitiven Instrumenten auch über ein inneres Gespür, über eine „Weisheit des Herzens". Vielleicht kann sie uns eher Auskunft geben als der ach so scharfe und doch so limitierte Verstand?

■ ■ ■

Zum Nachdenken:

„Nicht der Stärkste überlebt,
nicht einmal der Intelligenteste,
sondern derjenige, der sich am schnellsten
einem Wechsel anpasst."
(Charles Messier)

■ ■ ■

Elisabeth Lukas: Die dräuende Ansteckung kann vorübergehend ein äußeres Auseinanderrücken verordnen, eine Art Zwangsisolation. Dennoch schnellt die innere Verbundenheit der Menschen dadurch eher hoch, wie wir jüngst erlebt haben. Ähnlich, wie sich einst unsere Großeltern bei Bombenangriffen in Kellern aneinandergekuschelt haben, in der Finsternis singend und flüsternd, schluchzend und einander stützend, ähnlich finden sich am Höhepunkt einer Pandemie oder in ähnlichen Notlagen heutzutage Jung und Alt, Freunde und Freundinnen, Lehrer/innen und Schüler/innen bei ihren Videokonferenzen in ihren Wohnzimmern zusammen. Ein moderner Anpassungsvorgang gigantischen Volumens!

Dabei kommt ein Gesichtspunkt zum Vorschein, der uns trösten mag: *Die innige Verbundenheit mit unseren Lieben und Liebsten bedarf nicht unbedingt der räumlichen Nähe.* Das Band der Zuneigung ist nicht von Distanzen und nicht einmal vom Tod zu durchtrennen. Eine „Herzensweisheit" gigantischen Volumens!

Der Tod ist ein Thema, dem man tunlichst ausweichen möchte. Dass er plötzlich nach uns greifen könnte, ist erschütternd. Vertieft man sich in die veröffentlichten Statistiken, kann man ihn kaum mehr aus seinen Ängsten verdrängen. Denn selbst dort, wo die Sterblichkeitsraten sinken, haben sie sich zuvor in unseren Köpfen eingenistet und Unruhe gestiftet. Aber machen wir uns nichts vor: Wir haben kein ewiges (irdisches)

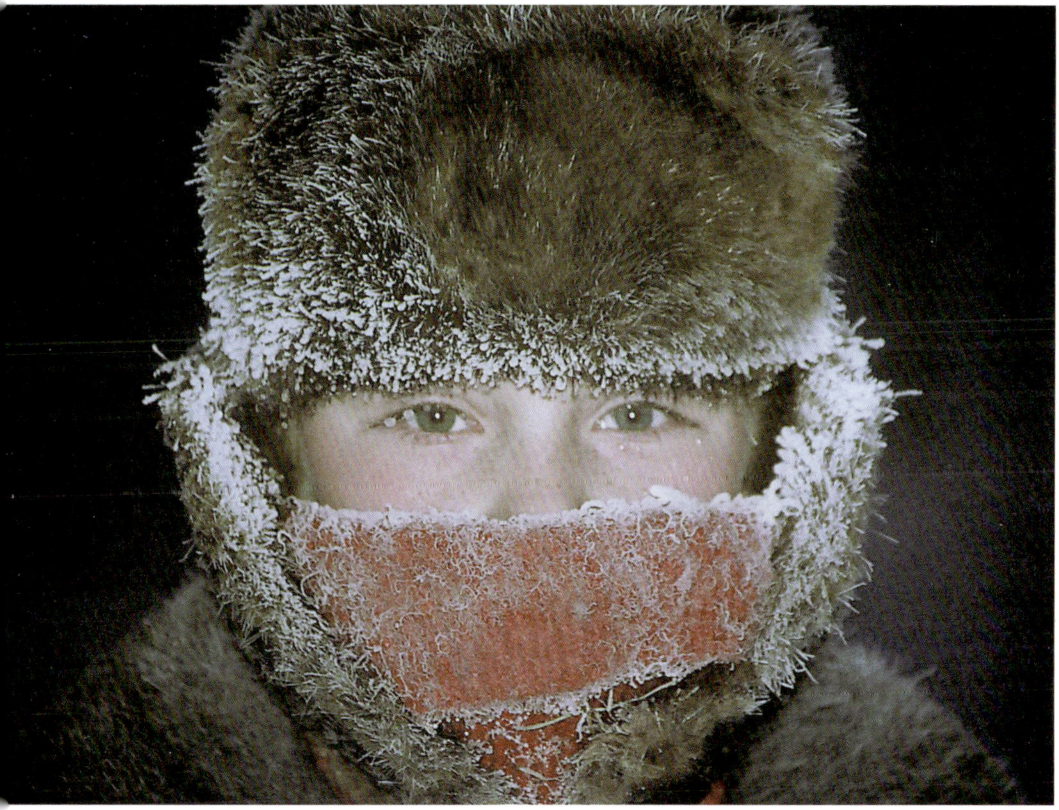

In fast jeder Lage kann Anpassung gelingen.

(Junge mit gefrorenen Wimpern bei – 56 Grad nahe Oimjakon, Russland)

Leben zu verlieren. Und – um es zu wiederholen – weder Jugend noch Fitness schützen vor Unfällen aller Art.

Es könnte jetzt die perfekte Gelegenheit sein, sich mit der eigenen Vergänglichkeit heroisch auseinanderzusetzen, und das bedeutet unter anderem, den bisherigen Lebenslauf kritisch zu überprüfen. Was war uns gnädig geschenkt? Was ist uns gelungen, was geglückt? Was haben wir erreicht? Worauf können wir stolz sein in unserem Leben? Nichts hindert uns, uns daran aufrichtig zu erfreuen. Das Geschehene wird schließlich mit unserem Lebensende nicht ausradiert. Es bleibt bewahrt in der Geschichte über uns und wirkt weiter in der Welt. Jeder Mensch hinterlässt seine Spuren.

Wahrscheinlich taucht beim Rückblick auf unser bisheriges Leben auch einiges auf, das missglückt ist. Das unvollständig ist. Oder das geplant und erträumt, aber nie angegangen worden ist. Wohlan, nehmen wir es in Angriff! Eine Zeit wie die unsrige warnt vor Aufschüben. Noch können wir uns bei jemandem entschuldigen. Noch können wir jemandem verzeihen. Noch können wir jemandem beteuern, wie viel er oder sie uns bedeutet. Auch können wir manche schlechte Unsitte ablegen und unseren Charakter aufpolieren. Leben ist zu kostbar, um mit unnötigen Zänkereien, Jammereien und selbstproduzierten Konflikten verschwendet zu werden. Sogar wenn wir seit Jahren mit jemandem verfeindet sind, lässt sich immer noch Versöhnung anpeilen. Denn: Unbefriedet schließt man die eigenen Augen nicht in Frieden!

Egal, wie groß oder klein der Rest unseres Lebens sein mag, in jedem Augenblick können wir etwas Sinnvolles entdecken, das auf uns wartet und das wir zu verwirklichen imstande sind. *Der Tod ist eigentlich der Impuls, unser Leben zur Fülle zu leben.*

Frankl hat darauf hingewiesen, dass die Fülle eines gelebten Menschenlebens nicht aus dem Sein geworfen wird, sondern im Gegenteil ins Sein hineingeborgen wird wie die Ernte unter ein Scheunendach. Er empfahl uns, das Bedauern über die bereits abgeernteten „Stoppelfelder" unserer Lebenszeit abzulösen durch die Genugtuung über diese eingebrachte Ernte, die vom Tod nicht mehr zerstört werden kann. Woraus sich ergibt, dass die Vergänglichkeit unserer Existenz den Imperativ enthält, eine möglichst wohlgeratene Ernte einzufahren, da sie – unvergänglich ist.

Frankl hat uns in seinem veröffentlichten Dialog mit der todgeweihten Frau Linek[1] seine diesbezüglichen Argumentationen vorgeführt. Es ging ihm um kein Beschwichtigen der Patientin, sondern er wollte ihr noch einige Erkenntnisse eröffnen, was ihm auch gelang, obwohl sie vom Bildungsniveau her eine einfache Frau war.

Zu welchen Erkenntnissen führte Frankl jene sterbende Frau? Er bat sie zunächst, ihr ganzes Leben vor ihren inneren

1 Viktor E. Frankl, „Ärztliche Seelsorge", Deuticke, Wien, 10. Auflage 1982, S. 231ff.

Augen noch einmal vorbeigleiten zu lassen. Typisch für ihn war, dass er dabei primär die erhebendsten Erlebnisse aus ihrer Geschichte hervorlockte und mit ihr rekapitulierte. Dann konfrontierte er sie mit ihrem nahenden Ende: „Das alles wird jetzt aufhören ..." Und mitten in ihr Seufzen hinein setzte er das Faktum, dass all diese schönen Erlebnisse, von denen sie ihm erzählt hatte, *tabu sind für Gevatter Tod*. Niemand kann sie ihr rauben oder in hässliche Erlebnisse umfärben – keine Macht der Welt kann sie aus der geschichtlichen Wahrheit wieder herausreißen. Was Ihres ist, ist es auf ewig.

Alles Gute ist in die unantastbare Vergangenheit hineingerettet ... – auf dem Boden dieser Einsicht erträgt man auch die Erinnerung an das Schlechte. An das erlittene Leid, das sodann zur Sprache kam. Nur, was hat es damit auf sich? Frau Linek dachte an göttliche Strafmaßnahmen, was Frankl sofort wendete. Sein Einwand: „Könnten es nicht auch Prüfungen gewesen sein?" klingt schroff, aber wenn Frankl vom Fragecharakter des Lebens und vom Antwortcharakter unseres Daseins gesprochen hätte, wäre er wahrscheinlich nicht verstanden worden. Dass man Prüfungen jedoch bestehen kann, sogar glänzend bestehen kann, verstand die Frau. Also – hat sie ihr Leid tapfer gemeistert? Sie hat. Na, dann: großer Applaus ... „Ihr Leben ist ein Denkmal", sagte der Professor.

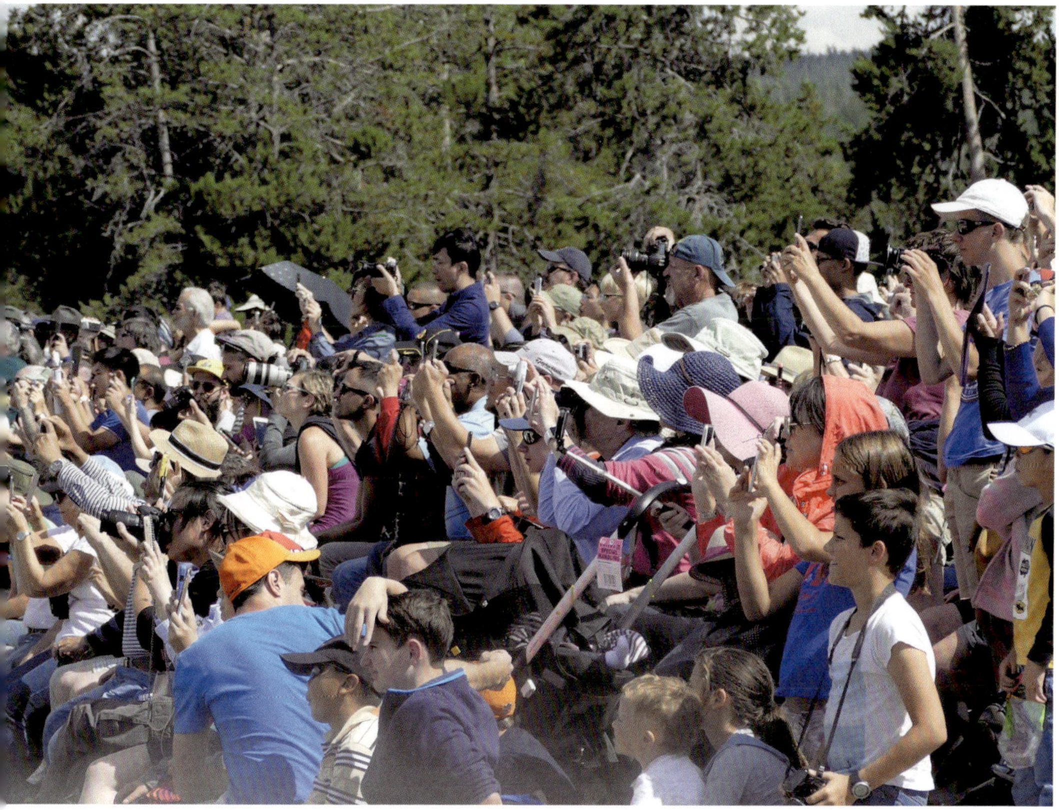

Individualität oder Masse? Der freie Wille entscheidet.

(Touristenmenge am Geysir im Yellowstone Nationalpark, USA)

Klage und Wertebewusstsein

Reinhardt Wurzel: Können philosophische Anschauungen und innere Haltungen zur Gesundheit des Menschen beitragen? Ich denke, ja. Sogar illusionäre Hoffnungen können Weichen stellend sein, sofern ihre Täuschung nicht auffliegt. Manchmal führe ich in meiner Praxis Gespräche über das Phänomen des Placeboeffekts. Wenn jemand inbrünstig an ein Heilmittel glaubt, hilft es ihm oft, obwohl das Mittel vom wissenschaftlichen Standpunkt aus ineffektiv ist. Das ist schwer zu erklären und doch nachgewiesen. Mediziner, Werbeagenten und zahlreiche Geschäftemacher nützen dieses Phänomen gleichermaßen. Ich will das nicht abwertend kommentieren, denn zum Schluss gewinnt der, über den gesagt wird: „Wer heilt, hat recht."

Trotz enormer Fortschritte der Neurobiologie sind viele physiologische Mechanismen unseres Gehirns und deren Nebeneffekte auf unsere seelische Befindlichkeit noch unerforscht. Gewiss ist jedoch, dass unsere inneren Einstellungen (zu uns selbst und zu „Gott und der Welt") mit am Steuerrad unseres Lebensschiffes sitzen und drehen.

In der Medizin ist die jeweilige Erwartung eines Patienten von hoher Bedeutung. Geht ein Patient fest davon aus, dass ihm eine Maßnahme oder eine verabreichte Pille guttun wird, reagiert sein Körper eher positiv. Das haben schon die Medizinmänner alter Kulturen gewusst, und damit wird teilweise auch in heutigen Kliniken praktisch gearbeitet.

Leider gilt die Umkehrung ebenfalls: Negativerwartungen locken Negatives an. Das gilt im Kleinen wie im Großen. Im Kleinen sind es die „ewigen Pechvögel", die sich nichts zutrauen und sich für schwach und unfähig halten – ihre Missgeschicke häufen sich. Im Großen, wie unter der Geißel einer Pandemie, werden diejenigen eher unter die Räder kommen, die, von apokalyptischen Visionen heimgesucht, daran glauben, dass all ihre Optionen dahin sind.

▪ ▪ ▪

Zum Nachdenken:

„Wer sein Schicksal für besiegelt hält,
ist außerstande,
es zu besiegen."
(Viktor E. Frankl)

▪ ▪ ▪

Elisabeth Lukas: Die Menge derjenigen Menschen, die einer psychotherapeutischen Behandlung bedürfen, ist in der vergangenen Wohlstandsperiode seltsam angeschwollen. Man klagte vermehrt über Stress, Hektik, Erschöpfung, lästige

Arbeitsroutine, unerquickliche Partnerschaften, schwierigen Nachwuchs und so fort. Die psychotherapeutischen Praxen platzten vor klagenden Patientinnen und Patienten.

Tragische Einbrüche pflegen solche Quengeleien rasch vom Tisch zu fegen, denn Tragödien verschieben die Relationen zugunsten des Alltagskrams. Das will aber nicht heißen, dass Klagen überflüssig seien. Es erleichtert durchaus, wenn man jemandem sein Herz ausschütten kann – notfalls gegen Bezahlung.

Allerdings stellten die Profis Überlegungen darüber an, wie mit den vielen Klagen zu verfahren sei. Anteilnehmendes Zuhören allein kann nämlich bewirken, dass sich der Klagende immer tiefer in seinen Kummer verstrickt und darüber hinaus nichts mehr rund um sich wahrnimmt. Ganz abgesehen vom oben beschriebenen negativen Sog negativer Erwartungshaltungen.

Ein weiterer Grund, gesprächstechnisch nicht ausschließlich Empathie einzusetzen, liegt darin, dass verständnisvolles Zuhören die Eigenperspektive eines Ratsuchenden verstärkt. Man kann aber jedwede Sachlage unter mehreren Perspektiven betrachten, und mitunter ist eine andere Perspektive psychohygienisch opportuner und auch reeller.

Zum Schmunzeln verlockte einst ein kleines Experiment, bei dem man Versuchspersonen ein weißes Blatt Papier zeigte, auf dem sich ein schwarzer Punkt befand. Gefragt, was sie sehen würden, erwiderten die meisten Probanden, sie sähen einen schwarzen Punkt. Nur besonders „schlaue Füchse" erwiderten, sie sähen ein weißes Blatt Papier mit einem schwarzen Punkt darauf. Tiere und Menschen sind nun einmal darauf geeicht, primär das Negative zu erkennen, um es möglichst abzustellen. Sie registrieren den Schmerz, aber nicht die Abwesenheit von Schmerz. Sie registrieren den Hunger, aber nicht die Sattheit. Ihnen fällt der schwarze Punkt in ihrem Lebensgefüge auf und nicht das blütenweiße Papier … Lauscht man ihnen dann geduldig beim Lamento über den schwarzen Punkt, enthält man ihnen das Vorhandensein des weißen Papiers vor.

In diesem Dilemma hat sich ein Denkansatz von Frankl bewährt. Ihm zufolge steckt hinter jeder Klage ein Wertbewusstsein. Beschwert sich zum Beispiel jemand über zu viel Arbeitsdruck, dann wohnt in ihm die Vorstellung von einem angenehmen Arbeitsklima. Oder leidet jemand am ehelichen Gekeife, dann schwant ihm das Ideal einer respektvollen Gesprächskultur vor. Was jeweils wehtut, ist die Verfehlung *eines Wertes*, und zwar eines Wertes, *der erkannt wird.*

In der psychotherapeutischen Praxis kann man sich dies zunutze machen, indem man die Konzentration des Betreffenden umdirigiert und mit ihm diskutiert, was *er selbst* zur Erhaltung und Förderung des von ihm erkannten Wertes leisten könnte. Nichts motiviert so stark wie der Wille, einem Wert zu dienen, der einem wichtig ist. Sobald jemand bereit ist, sich zum Beispiel am Arbeitsplatz für ein angenehmeres Arbeitsklima oder in seiner Familie für eine respektvolle Gesprächskultur einzusetzen, verwandelt sich seine Klage in Engagement. Er wirft die passive Opferrolle ab und schlüpft in die Rolle eines aktiven Mitgestalters hinein.

Dasselbe sollte angesichts von Unglücken wie Pandemien reihum geschehen. Aus den Klagen muss sich allmählich das verdeckte Wertbewusstsein herausschälen. Und es keimt bereits vielerorts. Wissenschaftler betreiben ihre Studien auf Hochtouren. Ärzteteams verzeichnen riesige Fortschritte. Finanzexperten öffnen Rettungsschirme. Staatsmänner und -frauen springen über ihre Schatten. Einzelhändler bauen ihren Online-Versand aus. Klima- und Umweltschützer begrüßen vorübergehend eingeschränkte Reisemodalitäten. Ja, selbst Skeptiker der „Green-peace-Bewegung" geben zu, dass ungehindertes Durchatmen-Können ein hohes Gut ist, das nicht durch Schadstoffansammlungen in der Luft aufs Spiel gesetzt werden sollte. Wir Menschen sind nun einmal auf unsere Lungenfunktion angewiesen. Es wäre doch absurd, ein Virus zu bekämpfen, nicht aber den Smog …

Gewiss, der Chor der bloß Klagenden schrillt immer noch, aber es ist zu hoffen, dass sich die Lautstärke eindämmt.

Wenn wir etwas Wichtiges aus dem Wetterleuchten unserer Ära mitnehmen wollen, dann möge es dies sein: dem biopsychischen Hang, hauptsächlich das Unzulängliche und Defekte wahrzunehmen, bewusst entgegenzutreten. Klar, dass

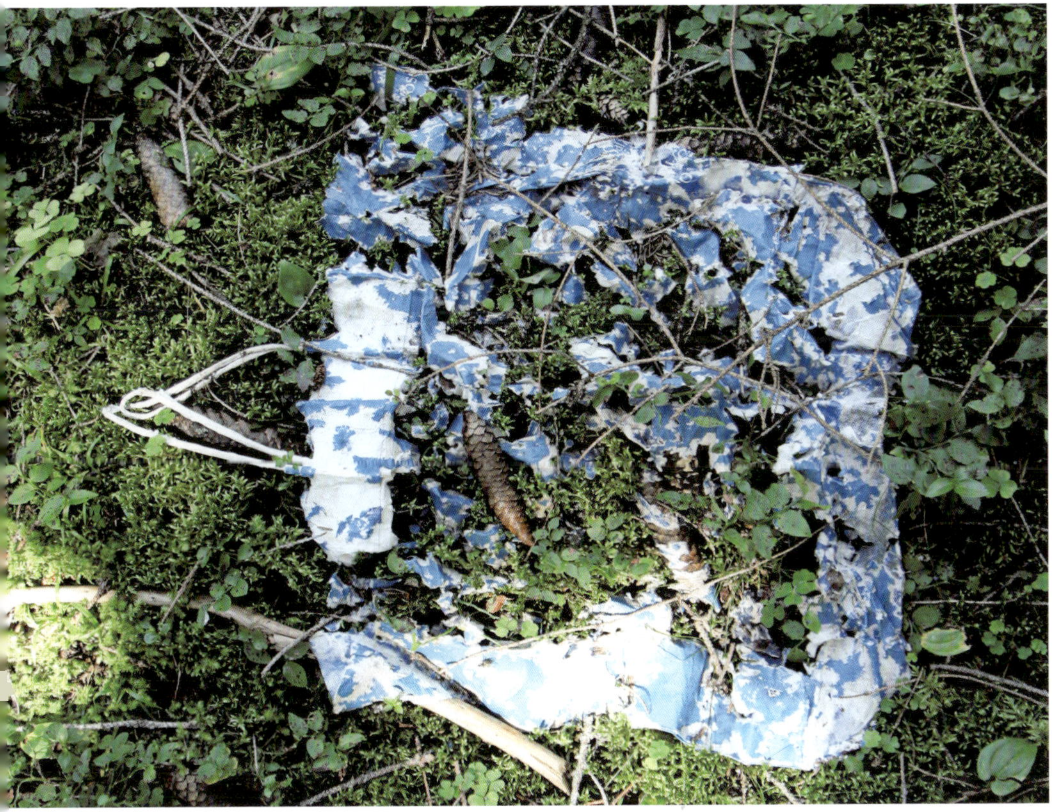

Recycling – die Natur macht es uns vor.

(Eine weggeworfene Papiertüte am Kellerjoch zersetzt sich, Österreich)

zum Beispiel Beschränkungen liebgewonnener Freiheiten unmittelbarer wahrgenommen werden als das, was aufs Ganze dadurch erreicht worden ist. Trotzdem lassen sich die Trends unserer Veranlagung immer auch ein wenig modulieren. Im genannten Falle etwa dadurch, dass man sich mit dem *Wert* der Freiheit zugleich bewusst macht, dass diese immer auch *Verantwortung* impliziert: etwas, was uns als Menschen auszeichnet!

Im Zusammenhang mit der Neigung, eher das Negative zu sehen, noch ein Hinweis zu den zwischenmenschlichen Systemen. *Jeder von uns bekommt im Laufe seines Lebens zu viel Kritik und zu wenig Lob seitens seiner Mitmenschen.* Das ist die logische Folge davon, dass auch den anderen stets auffällt, was wir falsch anpacken, aber selten, wenn wir bestens funktionieren. Nehmen wir es sportlich! Es wird sich nicht viel ändern lassen, und wir können nur eines tun: Uns selbst anerkennend auf die Schulter klopfen, wenn wir zutiefst wissen, dass wir es verdienen. Warum denn nicht? Wir grämen uns ja auch, wenn wir versagt haben. Wir können unser eigener, fairer – nicht zu strenger und eher gütiger, aber dennoch ehrlicher – „Richter" werden und uns von den flott geäußerten Richtsprüchen anderer möglichst unabhängig machen.

Ja, und noch etwas Grandioses können wir tun: Unsere Mitmenschen mehr loben als bisher, und das heißt, sie mehr auf ihre Tugenden hin betrachten. Das kostet wenig – und erzeugt auch in schwierigen Zeiten so viel Freude!

Allein mit sich selbst?

Reinhardt Wurzel: Seit 1976 läuft auf einem deutschen Fernsehkanal die amerikanische TV-Serie „Unsere kleine Farm“ (Originaltitel: „Little House on the Prairie“). 210 Folgen sind seit knapp 50 Jahren ausgestrahlt worden. In der Serie wird das Leben einer amerikanischen Farmerfamilie in den 1880er-Jahren beschrieben. Während dieser Langzeit-Filmproduktion konnten die Zuschauer miterleben, wie mehrere Kinder langsam erwachsen wurden. Familienvater Charles wird als ein hilfsbereiter und gottesfürchtiger Mann dargestellt, der mit viel Liebe, aber auch mit Autorität und Strenge seiner tugendhaften Familie vorsteht. Die als materiell arm zu bezeichnende Familie, die in einem bescheidenen Holzhaus wohnt, übersteht in ihrem Dorf „Walnut Grove“ zahllose Abenteuer und Herausforderungen, darunter auch zwei gefährliche Seuchen.

Als Fan der Serie imponieren mir die unglaublichen Überlebensstrategien dieser Familie angesichts der kargen Verhältnisse. Mich beeindrucken ihr starker Bezug zur Natur sowie der Einfallsreichtum der Kinder, die außer einer Puppe keinerlei Spielzeug haben, nur das, was sie rings um ihr kleines Haus in Flur und Feld finden. Diese Familiengeschichte ist ein eindrucksvolles Beispiel, wie Leben gelingen kann.

Eine ähnliche Beobachtung machte ich, als ich vor Jahren zu einer privaten Weihnachtsfeier eingeladen war. Da wechselten in einer Viertelstunde rund 140 Geschenke den Besitzer. Die meisten Gaben gingen an die sechs anwesenden Kinder. Doch als nach dem Auspacken der vornehmlich wenig inspirierenden Plastik-Spielsachen (eigentlich wenig überraschend!) bald Langeweile einkehrte, zogen sich die Kinder warme Jacken an und setzten sich bei frühlingshaften Temperaturen im Garten unter eine große Tanne. Dort begannen sie mit Stöckchen und Moos, das sie spontan zusammensuchten, winzig kleine Hütten zu bauen. Es herrschte hochkonzentrierte, geschäftige Ruhe zwischen ihnen. Ein für mich wahrlich weihnachtlicher Friede, der mit dem Lärmen unter dem Weihnachtsbaum nichts mehr gemein hatte.

Solche Erlebnisse machen nachdenklich: Wird die scheinbar unersättliche Wohlstandsgesellschaft, die pandemiebedingt plötzlich mit einer gehörigen Delle in ihrem Wohlstand konfrontiert ist, umschalten können auf das Niveau der mit so Wenigem zufriedenen Kinder?

▪ ▪ ▪

Zum Nachdenken:

„Menschen, die aus der Hoffnung leben, sehen weiter.
Menschen, die aus der Liebe leben, sehen tiefer.
Menschen, die aus dem Glauben leben, sehen alles
in einem anderen Licht."
(Lothar Zenetti)

▪ ▪ ▪

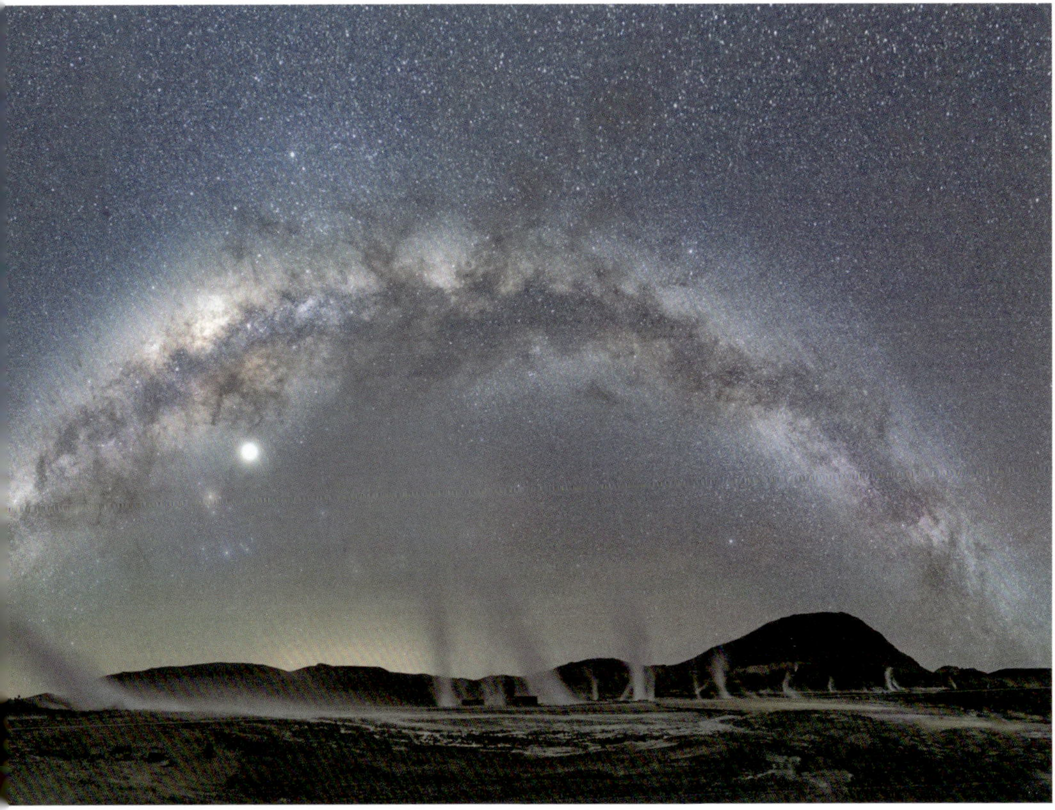

Es gibt mehr zwischen Himmel und Erde, als wir uns träumen lassen.

(Milchstraße des südlichen Sternenhimmels am Tatio-Geysir, Chile)

Elisabeth Lukas: Frankl hat einmal gesagt, dass der aus irgendeinem Grunde verunsicherte Mensch des Haltes am Geistigen ganz besonders bedarf. Wohlgemerkt: des Haltes am *Geistigen* und nicht am *Materiellen*. Wir können die weltumspannende Pandemie diesbezüglich als ein lehrreiches Exempel interpretieren. Als alles öffentliche Leben wochenlang auf ein Minimum heruntergeschraubt war, kauerten die Menschen in ihren Behausungen, umgeben von all ihrer Habe, und erfuhren am eigenen Leib (und in der eigenen Seele), dass einem – wenn es darauf ankommt – auch die teuersten Dinge wenig nützen. Was dagegen stets hilfreich ist, ist der zwischenmenschliche Austausch. Doch können die künstlichen „Live-Schaltungen" das echte „Live" nicht komplett ersetzen. Es ist zwar in Notzeiten ein wahrer Segen, dass man einander wenigstens virtuell treffen und miteinander plaudern kann, aber trotzdem bleibt ein Rest an Verfremdung bestehen. Je weniger „wirklich" der andere da ist, desto „wirklicher" fühlt sich die eigene Einsamkeit an. Was dann noch zählt, ist jener Halt am Geistigen, den Frankl hervorhob.

Sowohl in der Familiensaga der TV-Serie als auch bei der privaten Weihnachtsfeier, die mein Koautor geschildert hat, spielen Gemeinsamkeiten eine große Rolle. Die Farmerfamilie hält durch dick und dünn zusammen und zieht an einem Strang. Bei der Feier amüsieren sich die Erwachsenen und die Kinder auf verschiedene Arten (die Kinder vielleicht auf die günstigere Art), aber dennoch in gemeinsamen Gruppen. Keiner steht für sich allein da. Auch in den am stärksten von der Pandemie betroffenen Gebieten waren Familien beisammen und teils auf engem Raum zusammengepfercht. Dass dies in so manches Drama eingemündet hat, sei unbestritten, doch möchte ich hier den Gegenpol beleuchten, nämlich die Lage der alleinstehenden, vorwiegend älteren Personen, die laut Medienberichten extrem unter jedweder verordneten Abschottung zu leiden hatten.

Nun, das problemlose Allein-leben-Können sollte auch ohne gravierenden Anlass irgendwann im Zuge des eigenen Reifungsprozesses erlernt werden. Es ist geradezu ein Kriterium seelischer Stabilität. Die Eheberater meinen sogar, dass diejenigen, die nicht gut allein leben können, auch nicht gut zu zweit leben können. Weil sie nämlich dann den Partner oder die Partnerin gleichsam wie einen Krückstock gebrauchen, um nicht umzufallen. Das drückt diesen Partnern zu viel Last auf. Dass einer den anderen im Leidensfall stützt, ist natürlich goldrichtig, nur darf eine solche Hilfsbereitschaft nie zu selbstsüchtigen Zwecken ausgenützt werden.

Spätestens im Alter verdünnen sich die mitmenschlichen Beziehungen. Wer aus dem Beruf ausscheidet, verliert die Kommunikation mit seinen Arbeitskolleginnen und -kollegen. Wer erwachsene Kinder hat, muss sie ziehen lassen. Wer geschieden oder verwitwet ist, muss weitere Abschiede leisten. Die Zahl der Freunde und Bekannten, die noch bei Gesundheit sind, reduziert sich genauso wie die eigene Mobilität. Das alles ist normal. Doch wenn eine Pandemie aufflammt, sind Senioren und Seniorinnen oder kränkliche Personen meist die Risikogruppe, die von einer Infektionskrankheit am raschesten hinweggerafft wird. Und gleichzeitig sind sie die Personengruppe, die am meisten auf Anregungen und Animationen von außen angewiesen ist. In dieser Kombination trifft sie ihr Schicksal mit Wucht. Auf sich zurückgeworfen haben sie das Rätsel zu lösen, wie sie sich in ihren vier Wänden unbeschadet bei Laune halten können.

Fragen wir jetzt nach den Möglichkeiten eines Haltes am Geistigen. Geistiges hat stets mit Wertbezügen zu tun. Mit inniger Liebe zu etwas oder zu jemandem in ihrem nobelsten und selbstvergessensten Sinne. Mit jener Liebe, die Kräfte zufließen statt schwinden lässt und dazu instand setzt, Krisen souverän zu handhaben, bei Verlockungen standhaft zu bleiben und bejahte Opfer zu erbringen, wo solche erforderlich sind. Ein schönes Wort besagt:

Die Werte, an die wir uns halten,
die halten uns.

Was könnten also z. B. Wertbezüge für betagte Menschen sein?

Fast alle haben Kinder, Enkelkinder, Nichten, Neffen, Cousinen oder Cousins. Vielleicht weit entfernt wohnend, vielleicht seit Langem nicht gesehen. Dennoch: Es gibt sie. Statt sie und ihre Zuwendung herbeizusehnen, könnten die einsamen Alten ihnen gedanklich ihre besten Wünsche zuschicken. Sie könnten sich zu der Ansicht durchringen, dass es völlig in Ordnung ist, wenn die Jungen *sich intensiv um ihre eigenen Angelegenheiten kümmern*. Was uns an der Natur grausam dünkt, ist oft weise: Das Alte und Schwache wird als Erstes aussortiert, das Junge und Starke soll überleben. Okay, wer als älterer Mensch sein Einverständnis zu „Youth first" gibt, hat schon an innerer Festigkeit gewonnen.

Der nächste Schritt wäre, *sich ebenfalls um die eigenen Angelegenheiten zu bemühen* – nicht im egoistischen Sinne, sondern um seinen Nächsten keine Bürde zu sein. Im besten Falle sogar, um ein beachtliches Vorbild für andere zu liefern. Malen wir uns das Bild von alleinstehenden Personen aus, die ihren Tagesablauf geschickt einteilen und jede Kleinigkeit genießen. Die Gymnastik betreiben und fröhlich um ihren Esstisch herum tanzen, ausgewählten Musikprogrammen andächtig lauschen, interessiert Anteil am Weltgeschehen nehmen, spannende Romane lesen, Kochrezepte ausprobieren, hübsch dekorierte Briefe versenden, ihre Memoiren verfassen, sich online weiterbilden, ihr Gedächtnis trainieren und zwischendurch am Balkon in der Sonne baden … *Das* wäre der optimale „Liebesdienst" an den Jungen und würde ihnen mächtig imponieren. Es würde ihnen ein (fälschlich) schlechtes Gewissen ersparen und das Zittern vor dem eigenen Altwerden nehmen. Es würde ihnen demonstrieren, dass Leben selbst unter prekären Umständen noch glücken kann, und sei es im stillen Kämmerlein. Welch ein glorreiches Vermächtnis an die nächste Generation!

Gerade wenn man nur mehr wenig Zeit vor sich hat, wie es im Alter der Fall ist (Zeit, die noch dazu nach subjektivem Empfinden immer schneller verfliegt), soll man *wählerisch* sein bei der Bestimmung, wofür man sie verwendet. Dafür besitzt man im Alter mehr Zeitsouveränität als in früheren Jahren, in denen man einer gewissen Fremdbestimmtheit nicht entrinnen konnte. Vom Philosophen Otfried Höffe stammt der Ratschlag, mit vorrückendem Alter die „vier L" zu kultivieren, als da sind: Laufen, Lernen, Lieben und Lachen. Seiner Meinung nach arbeiten diese „vier L" der Altersschwäche entgegen, und ich teile seine Meinung durchaus. Wobei ich als „fünftes L" noch gerne das Lesen anfügen würde. Und zwar nicht nur das Lesen von Zeitungen und Zeitschriften, bei denen zwischen „fake and fiction news" und bedeutsamen Nachrichten manchmal schwer zu unterscheiden ist, sondern auch von literarisch anspruchsvollen Texten, die Mitdenken und Konzentration erfordern.

Fazit: *Die höchste Lebenskunst des alten Menschen besteht darin, sich und andere nicht zu langweilen.* Sich nicht, indem er sich selbst noch Miniaufgaben stellt, die seiner Konstitution entsprechen, und diese Vorhaben konsequent ausführt. Und andere nicht, indem er nicht erwartet, dass sie ihn unterhalten oder ihm bei seinen ständigen Wiederholungen alter Storys unermüdlich zuhören, sondern sie liebevoll freigibt für ihre eigenen Angelegenheiten und wirklich nur dort bemüht, wo ihre Hilfe unbedingt nötig ist.

Schutzschild Sinnsuche

Reinhardt Wurzel: Manche Menschen, die aus wochenlanger Quarantäne entlassen wurden, leiden danach unter Schlafstörungen, Essproblemen, fühlen sich kribbelig, öde, frustriert. Emotionen wie Traurigkeit und Nervosität treiben sie um. Einige Personen neigen sogar dazu, pathologisches Verhalten an den Tag zu legen. Sie waschen sich aus Angst vor einer Infektion ständig die Hände und messen wie unter Zwang immer wieder ihre Körpertemperatur. Geraten die Betroffenen noch dazu in Arbeitslosigkeit und verlieren sie ihre Statussymbole und ein paar Zugänge zu gewohnten Unterhaltungen, dann verschärft sich ihre Stimmungslage enorm. Man kann das an den jüngst gestiegenen Zahlen von Spielsucht, Alkohol- und Drogenmissbrauch ablesen. Und an der Zunahme häuslicher Gewalt.

Mich erinnert dies an den sogenannten „schwarzen Freitag" des Jahres 1929. Wie viele Menschen wurden damals zu Angstpatienten, sind in Depressionen versunken, haben sich gar das Leben genommen aus lauter Verzweiflung wegen ihres finanziellen Desasters!

Gewalt gegen sich und andere ist das am wenigsten geeignete Ventil eines Gefühlsstaus. Da muss man schon nach anderen Lösungen suchen. Aber wer souffliert einem solche?

Zum Nachdenken:

„Erfahrung ist nicht das, was einem zustößt,
Erfahrung ist, was du aus dem machst, das dir zustößt."
(Aldous Huxley)

▪ ▪ ▪

Elisabeth Lukas: Wir haben bei unseren bisherigen Überlegungen einen ziemlich irrationalen Faktor ausgeklammert, nämlich die Emotionen. Was die Gefühle betrifft, ist nicht immer klar, wer wen beherrscht: die Gefühle den Menschen oder der Mensch die Gefühle? Dabei sind es die Gefühle, die unserem Leben Buntheit und Glanz verleihen und uns bei oberflächlicher Betrachtung von der „kalten" Intelligenz der Roboter unterscheiden. Eingehender betrachtet, unterscheidet uns jedoch prinzipiell mehr von den Maschinen. Wir sind nämlich nicht nur die Wesen, die sowohl denken als auch fühlen können, sondern die Wesen, die von ihrem Denken und Fühlen noch ein Stückchen abrücken können, sich in Distanz zu ihnen begeben können und dadurch ein Mindestmaß an Beherrschbarkeit über sie erlangt haben.

Frankl hat anhand vieler Patientengeschichten nachgewiesen, dass man zum Beispiel hartnäckige Ängste dadurch austricksen kann, dass man den Humor anzapft und mit ihnen „Katz und Maus" spielt, etwa nach dem Motto: „Erzähl' nur deine Gruselstorys, Fräulein Angst! Aber bitte lass dir täglich neue Top-Grässlichkeiten einfallen! Denn ich bin versnobt, und verstaubte Horrorlitaneien ergötzen mich nicht …" Humor ist, wie der Volksmund weiß, *wenn man trotzdem lacht*.

Freilich gibt es realistische Befürchtungen, bei denen das Lachen fehl am Platze ist. Dennoch muss sich die Person ihren psychisch-emotionalen Aufwallungen nicht vollkommen unterwerfen. Sie kann Hadern und Bangen in Schach halten, Wutanfälle einbremsen, Zwängen Paroli bieten und – man höre und staune – Suchtneigungen trotzen, was einem Heldenakt gleichkommt. Die Gefühle, die unser Leben so herrlich bunt und glänzend machen, sind nicht in der Chefetage angesiedelt. Sie dürfen viele Zimmer unserer Seele bewohnen, in denen sie herzlich willkommen sind. Aber die Eintrittskarten zu diesen Zimmern müssen sie bei uns „Chefs" abholen, und das sollten wir nie vergessen. Auch nicht im Chaos einer aus den Fugen geratenen Welt.

Von Arthur Schopenhauer stammt das Bonmot, dass der Mensch ständig zwischen Not und Langeweile hin- und herpendle: Entweder er hocke in einer fürchterlichen Bredouille und entgleise seelisch-moralisch aus lauter Verzweiflung, oder er stagniere im Reichtum und Überfluss und entgleise seelisch-moralisch vor lauter Verwöhnung. Das ist krass formuliert. Aber wenn dem auch nur ansatzweise so ist, lässt sich

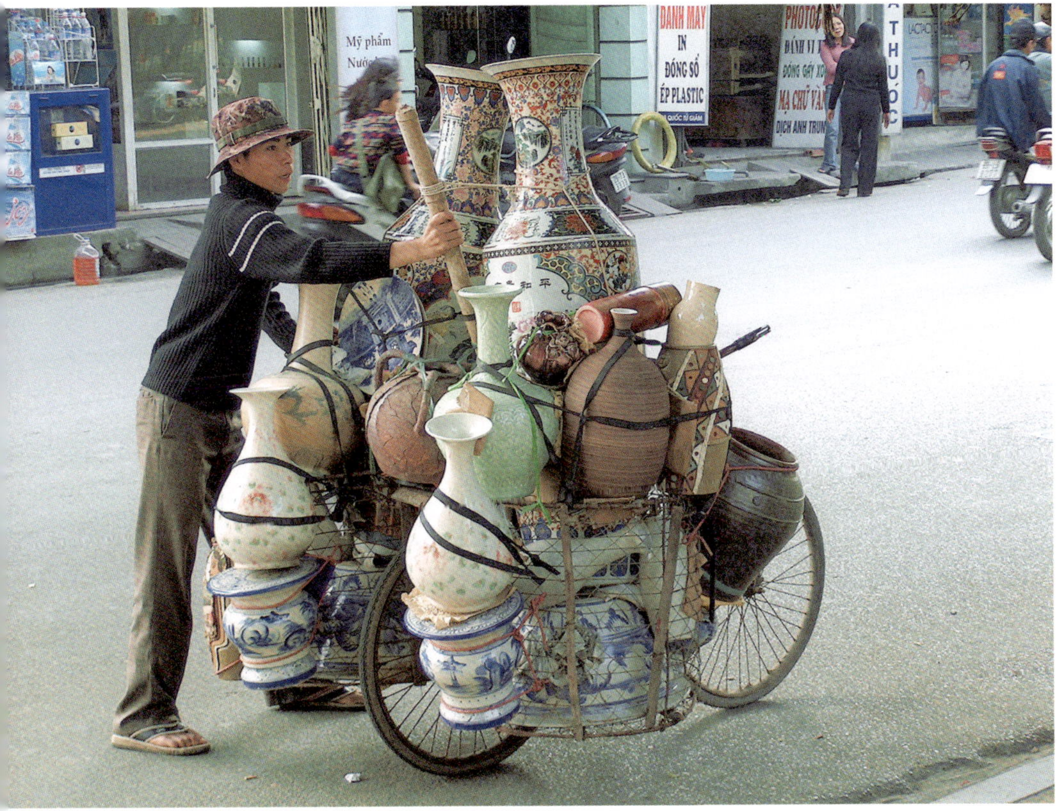

Unsere Fähigkeiten sind oft größer als das,
was wir uns zutrauen.

(Straßenszene in Hanoi, Vietnam)

spekulieren, was passiert, wenn *Not und Langeweile* zusammentreffen. Eine Pandemie macht dies im großen Stil möglich. Betriebe schließen, Unternehmen gehen pleite, Handelsverbindungen reißen ab und wirtschaftliche Fundamente werden brüchig. Die arbeitslos gewordenen Menschen sitzen dann auf den Trümmern ihrer Träume und – langweilen sich. Das ist ein mindestens so gefährliches Gebräu wie die Virusplage. Eine Legierung von Not und Langeweile ist die Brutstätte für brutale Konflikte schon wegen geringfügiger Lächerlichkeiten und für autoaggressive Attacken aller Art, von chronischen Melancholien über den Griff zu Alkohol und Drogen bis hin zu Suizidtendenzen.

Was gegen all dies wappnet, ist, wie Frankl nicht müde wurde zu betonen, *die Suche nach Sinn*. Unter dem Sinnaspekt wird Not zum Aufruf, die Fantasie einzuschalten und sämtliche Register zu ziehen, welche Auswege freischaufeln. In jeder Notperiode gibt es Bedarf an Händen, die mit anpacken, an Hilfspersonal, das vor unbequemen Aufträgen nicht zurückweicht, an uneigennützigen Rettern und Samaritern. Entlohnt oder nicht – Dinge müssen getan werden, und sei es „ehrenamtlich", Dinge werden gebraucht, und sei es „laienhaft gebastelt".

Ich erinnere mich an den Vater einer meiner Schulfreundinnen im Jahr 1949. Er war promovierter Chemiker und einbeinig aus dem Krieg heimgekehrt. Damals brauchte man keine Chemiker, aber die Bauern brauchten Behälter für ihre Kartoffeln, um sie auf dem Markt zu verkaufen. Da setzte sich der Chemiker hin und flocht Weidenkörbe, wofür ihm die Bauern Brot und Eier für seine Familie gaben.

Es gehört zu den größten „Verrücktheiten" unangemessener Reaktionsmuster, dass Menschen, die über sehr viel freie Zeit verfügen, damit beginnen, diese „totzuschlagen", statt ihr Leben einzuhauchen. Insbesondere wenn sie vorher autoritäre Strukturvorgaben und Fremdanweisungen gewohnt waren, straucheln sie leicht im Befehlsvakuum. Sie können zwar „endlich tun, was sie wollen", haben aber keine Ahnung, *was* sie wollen. Man sollte meinen, dass sie an Eigenbefehlsgewalt und Selbstdisziplin zulegen, doch verheddern sie sich auf dem Wege dahin oft in einer lähmenden Apathie. Sie vernachlässigen womöglich sogar ihre Körperpflege und ihre Wohnungen, und die Scham darüber macht sie noch apathischer.

Die Erfahrung lehrt, dass einzig ein starker Sinnanruf sie aus dieser „Paralyse" herausreißen kann. Und die Erfahrung lehrt ein Zweites: Kein Ruf wird so intensiv vernommen und innerlich aufgenommen wie ein Notruf aus der unmittelbaren Umgebung. Er wirft die geistigen Turbinen der in Apathie Versunkenen wieder an. Wenn die Botschaft an sie heranbrandet, dass sie für etwas Wichtiges unverzichtbar sind, dass ihr persönlicher Beitrag von Bedeutung ist, dass sie quasi im Namen des Logos gebeten sind, sich ihrer Mitverantwortung für das Gemeinwohl nicht zu verschließen, sondern an der Eroberung einer menschenwürdigen Zukunft mitzuwirken, und sei es in Miniaturen, dann wachen sie aus ihrem seelischen Dämmerschlaf auf und ändern ihren Kurs.

Wer mithilft, Not zu lindern, windet sich sogleich aus seiner Langeweile heraus. Oder umgekehrt ausgedrückt: Unter dem Sinnaspekt wird Langeweile zum Appell, die Inhaltsleere der Passivität zugunsten eines Feuerwerks an fruchtbaren Aktivitäten auszutauschen und nicht danach zu fragen, ob dabei ein Profit herausschauen wird oder nicht. *Profite ergeben sich als unbeabsichtigte Nebeneffekte sinnvollen Handelns von allein*, und bestünden sie bloß in der Etablierung einer seelisch-moralischen Balance, die auch bei Engpässen nicht kippt.

Noch ein klärendes Wort zum Akt der Sinnsuche: Sie hat sich auf *Vorfindliches* und nicht auf *Erfindliches* zu erstrecken. Der Mensch, von Beruf und Berufung her der Erfinder schlechthin, rümpft gern die Nase über „bloß Vorfindliches", das er nicht auf sein Konto buchen kann. Das verleitet ihn, seine Nase in Richtung Überheblichkeit zu hoch zu recken und dann auf die Nase zu fallen. Von den Steinen über die Flora und Fauna bis hin zu jeder einzelnen unserer Körperzellen finden wir unsere gesamten Lebensfundamente vor. Selbst in der vom Menschen erfundenen Mathematik finden wir logische Fundamente (z. B.: 4 + 4 = 8) vor, die wir nicht nach Belieben anders erfinden, also um-erfinden können. Analog ist der Sinn *ein Schöpfungsfundament*, das sich unserer Beliebigkeit und Willkür entzieht. Was für eine bestimmte Person in einer bestimmten Situation sinnvoll ist, hat diese Person nicht zu erfin-

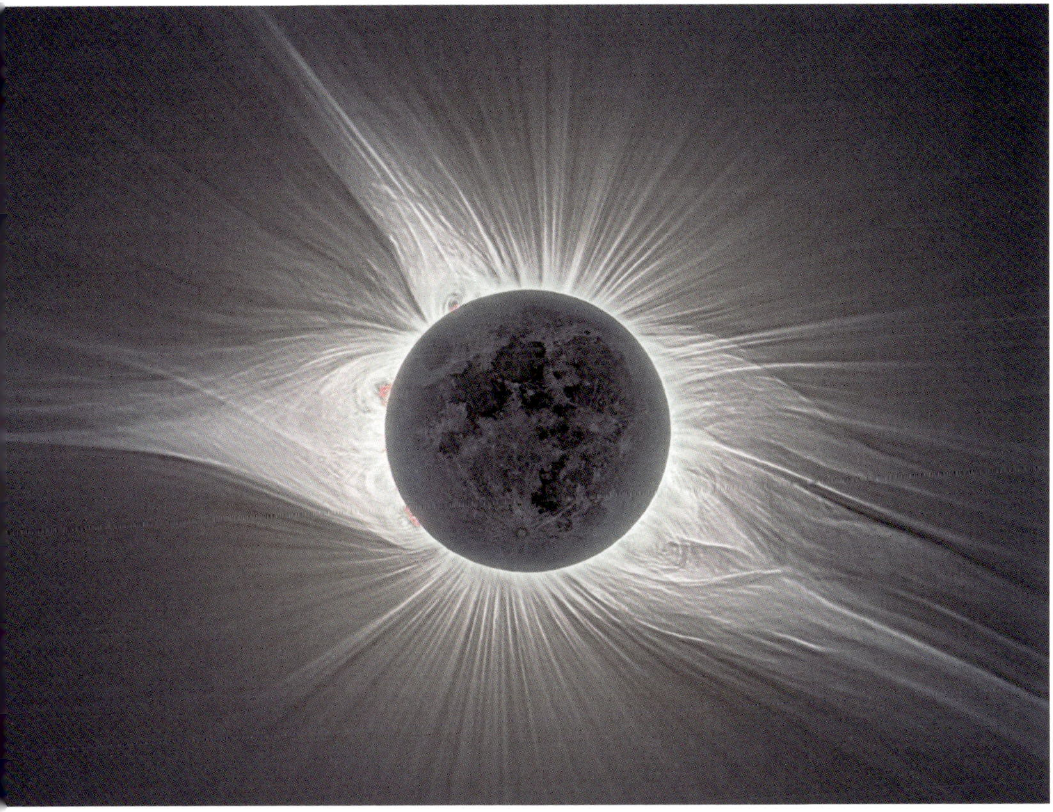

Wenn Irdisches sich nahezu in Überirdisches verwandelt.

(Corona der Sonne – sichtbar während der totalen Sonnenfinsternis
in Wyoming nahe Riverton, USA)

den, sondern in Respekt vor der Vorfindlichkeit aller Seinsfundamente zu entdecken und auszuloten. Sie hat etwa nicht hochmütig zu erklären: „*Ich* halte es für sinnvoll, meiner leichtgläubigen Tante Geld abzuschwatzen" oder „*Ich* halte es für sinnvoll, alle Vorsichtsregeln in den Wind zu schlagen", sondern sie hat sich dem Spruch des Sinns zu beugen, der da lautet: „*Es* ist nicht sinnvoll, die Tante zu schädigen" oder „*Es* ist nicht sinnvoll, lebensrettende Regeln zu ignorieren".

Dass sich Vorgefundenes und Erfundenes gegenseitig befruchtet, ist nicht zu leugnen. Seit jeher hat der Mensch für seine Erfindungen vorfindliches Material verwendet. Und seine Erfindungen haben wiederum neu vorzufindende Sinnmöglichkeiten eröffnet. Bewahren wir dennoch unsere Demut vor dem Sinn, den wir uns nicht selbst zurechtschneidern können, wie er uns passt, sondern nur mit den Antennen unserer Geistigkeit empfangen können – von oben.

Heilsame Nachdenklichkeit

Reinhardt Wurzel: Wenn Menschen über eine längere Periode mit schlechten Nachrichten bombardiert werden, wenn sie diverser Vorfreuden beraubt werden, sozial isoliert sind und ständig hören, dass nichts mehr gewiss ist, was sie bislang als verbrieft erachtet haben, kann das zu erheblichen psychischen Belastungsstörungen führen. Da die Affektlage mit der Immunlage des Menschen eng verknüpft ist, wird dadurch der gesamte Organismus anfälliger für Krankheitserreger.

Jedermann kennt Prozesse, die ihn beruhigen. Umarmungen, Streicheleinheiten, freundliches Zureden etc. sind derlei Favoriten. Auch betreute Gruppenreisen oder gemeinschaftliche Exkursionen in die Natur gehören dazu. Entspannungsübungen, Kur- oder Konzertbesuche stärken die Nerven. Lockere Sportarten schütten Glückshormone aus. Das Fatale in Zeiten einer Pandemie ist, dass vieles davon verboten ist.

Allerdings braucht es nicht eine Pandemie, um einem ungesunden Lebensstil zu huldigen. Seit Jahrzehnten betreiben Menschen in unseren Landen Raubbau an Leib und Seele. Sie ordnen sich und ihre Kinder einem unnötigen Leistungsdruck unter. In gesellschaftlicher

Eitelkeit strampeln sie sich für Prestigeposten, strapaziöse Urlaube und kostspielige Anschaffungen ab und gönnen sich kaum eine Auszeit. Das hat seinen Preis. Zum Beispiel vermutet man in psychosomatischen Fachkreisen, dass an der Zunahme der Allergien unbewusste Revierängste mitbeteiligt sein könnten. Denn bei Allergien wird ein natürlicher körperlicher Eindringling (Pollen, Hausstaub, Tierhaare) im Übermaß bekämpft, was heftige Abwehrreaktionen auslöst. Auf seelischer Ebene könnte ein unerwünschter Eindringling (Konkurrenz am Arbeitsplatz, neu geborenes Geschwisterchen, Mitanbieter im Unternehmensbereich) zu ähnlichen Abwehrbewegungen reizen. Kurzum, eine ständige psychische „Abwehraufrüstung" strapaziert bzw. überfordert unser Immunsystem – in dieser Hinsicht haben wir aus der kriegerischen Aufrüstung der Nationen leider keine lehrreichen Schlussfolgerungen gezogen.

▪ ▪ ▪

Zum Nachdenken:

„Wir sehen heute viele Menschen
in ihrem eigenen Labyrinth verlorengehen,
weil nichts da ist, was ihre Hingabe fordert."
(José Ortega y Gasset)

▪ ▪ ▪

Elisabeth Lukas: Um zum Schutzschild Sinnsuche zurückzukehren: Sinn kann u. a. auch in der Stille gesucht werden. Es ist kein Geheimnis, dass in unserer hochentwickelten Industrie- und Dienstleistungsgesellschaft vor Ausbruch der Pandemie generell Hektik, Rastlosigkeit, Multitasking und Zerstreuung Usus waren. Zu viel wurde in die Tages- und Stundenpläne hineingestopft, und keuchend hechelten die Menschen hinterdrein. Auch in der Freizeit wisperten die Fernseher, leuchteten die Smartphones, drehten sich die Autoräder, rieselten die Songs in den Ohren. Stille geriet zum Fremdwort.

Ohne Innehalten in der Stille kommt man aber nicht zur Besinnung. Man verliert den Kontakt zu seiner innersten Stimme, die extrem leise, aber von exquisiter Art ist. Man könnte sie traditionell „Gewissensstimme" nennen, doch schilt sie nicht und quält sie nicht, sondern berät uns wie ein treuer Freund. Sie rät von Unvorsichtigkeiten genauso ab wie von Überempfindlichkeiten. Sie warnt vor gierigen Verblendungen und mahnt zur Vernunft und Mäßigung. Und sollten wir uns einmal wie in einem Nebel verirrt haben bzw. auf der Stelle treten, dann sendet sie Signale aus, an denen wir uns wieder orientieren können. Wer auf sie achtet, ist gut unterwegs.

Die Corona-Pandemie hat ganze Völker zur Entschleunigung gezwungen. Das lodernde Pulsieren der Großstädte ist kurzfristig auf Sparflamme zurückgeschraubt worden. Vielleicht war das ein Anstoß für viele Menschen, wieder die Stille zu

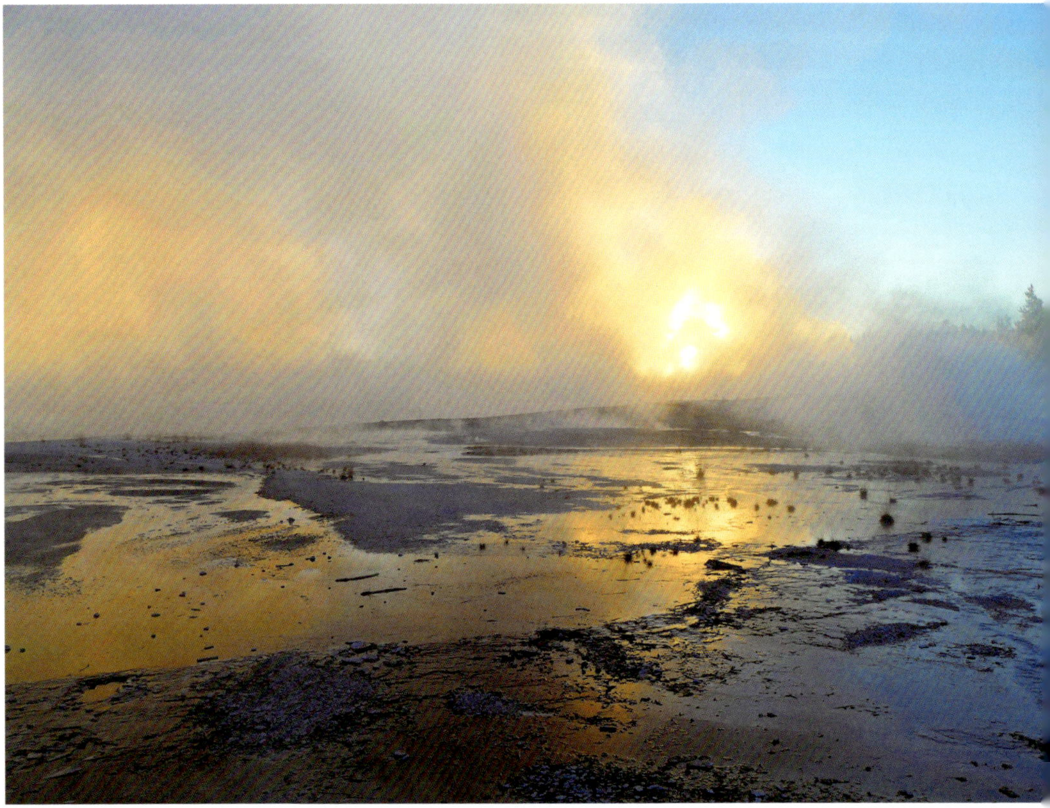

Der Rhythmus der Natur ist eine Quelle der Kraft.

(Vulkanisch heiße Quellen
im Yellowstone Nationalpark bei Sonnenaufgang, USA)

entdecken und meditativ in sie einzudringen. Ihre Gaben kennenzulernen. Die zarten Weisungen des eigenen zentralen Gespürs zu vernehmen. Zu sich selbst zurückzufinden … und zu dem, was mystisch durch das Selbst hindurchklingt … Was auch geschehen mag – sie werden nicht ohne Geleit dastehen.

Eine der gefährlichsten seelischen Entgleisungen ist die Realitätsverkennung. Sie ist nicht nur das typische Kennzeichen und entsetzliche Symptom aller psychotischen Erkrankungen (Wahnvorstellungen, Halluzinationen), sondern heizt praktisch jede Persönlichkeitsstörung an. Der Überängstliche fürchtet sich vor Nichtigkeiten. Der Zwanghaft-Skrupulante sieht Gespenster, wo keine lauern. Der Hysterisch-Manipulative glaubt, er müsse nahestehende Menschen erpressen, um von ihnen beachtet zu werden. Der Suchtkranke glaubt, sein Leben ohne Suchtmittel nicht ertragen zu können. Der Psychopath ist überzeugt, seine Probleme einzig mit Wut und Gewalt lösen zu können. Und so geht es fort. Ein Großteil psychotherapeutischer Beratung und Behandlung zielt darauf ab, Realitätseinschätzungen zu korrigieren.

Bei den Psychosen ist dies nicht ohne medikamentöse Eingriffe möglich. Bei den leichteren Störungen, die man früher unter dem Sammelbegriff „Neurosen“ subsumiert hat, können behutsame sokratische Dialoge bei den Betreffenden eine *heilsame Nachdenklichkeit* erzeugen: „Stimmen meine Ansichten wirklich? Oder irre ich mich am Ende?“ Wer bereit ist, seine

Ansichten gelegentlich zu überprüfen, hat die Chance, der Realität ein kleines Stück näherzurücken.

Während der Corona-Pandemie und der Zeit mancher Vorsorgequarantäne traf ich eine 80-jährige Dame in einer Seniorenresidenz. Sie wohnte gemeinsam mit ihrem Mann in einem Dreizimmer-Appartement. Aus ihren Erzählungen wusste ich, dass die beiden wohlhabend sind und früher traumhaft schöne Reisen in alle Erdteile unternommen hatten, bei denen ihr Mann jede Menge Filme gedreht hatte. Ich fragte die Dame, wie es ihr gehe. „Ach", meckerte sie, „dieses Eingesperrt-Sein quält mich sehr. Ich bin todunglücklich!" „So?", stellte ich mich naiv. „Sie liegen nicht im Spital und auch nicht auf der Intensivstation. Sie haben eine nette Betreuerin, die Ihnen täglich das Essen an die Türe lehnt und sich nach Ihren weiteren Wünschen erkundigt. Sie sind nicht verwitwet und können sich mit Ihrem Mann unterhalten oder zu zweit gemütlich all die Filmaufnahmen anschauen, die die Gipfelerlebnisse Ihres Lebens wie eine Bergkette aneinanderreihen … Wann werden Sie denn glücklich sein, wenn nicht jetzt?" Die alte Dame stutzte, horchte auf. Dann sagte sie spontan: „Ja, ja, Sie haben schon recht. Ich darf mich nicht beschweren. Andere sind viel schlechter dran als ich." Damit zog sie sich in ihr Appartement zurück – und ein winziges Stückchen Realitätsverkennung blieb draußen.

Vergleichsweise behutsam ist die Natur nicht. Sie straft Realitätsverkennung unerbittlich. Wenn ein Panther die Breite

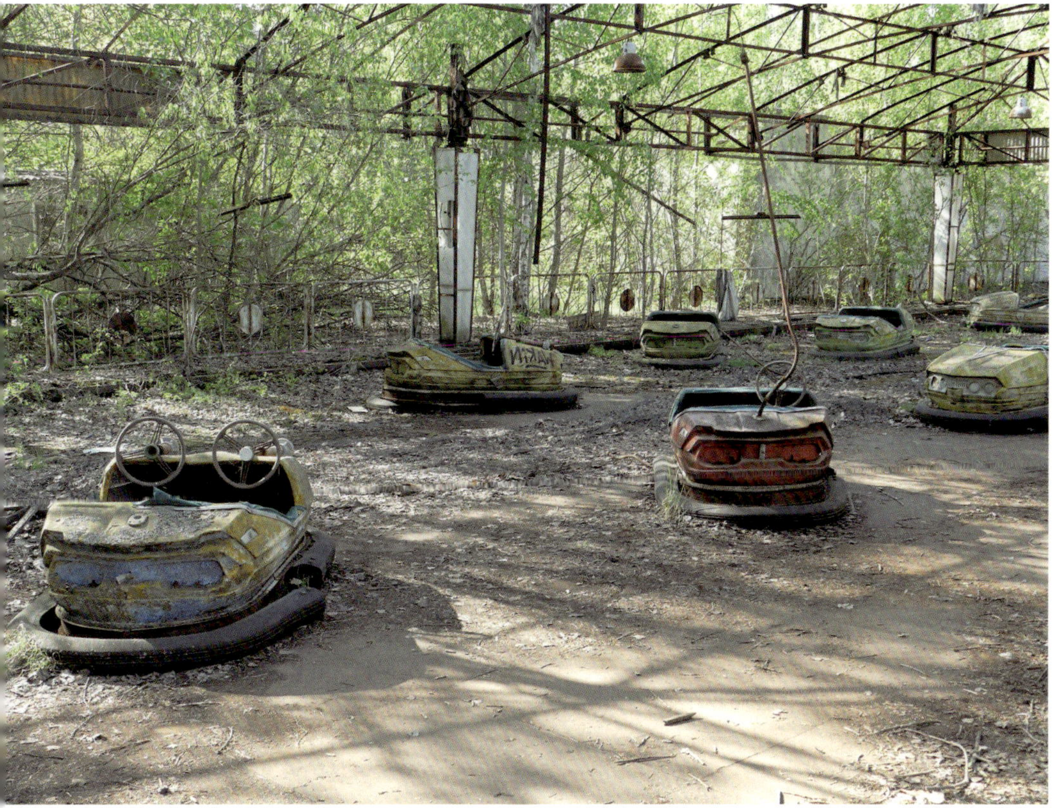

Die Natur ist stärker als alles von Menschenhand Geschaffene.

(Freizeitpark in Pripyat nahe dem Kernreaktor von Tschernobyl, Ukraine) einer Felsspalte beim Überspringen unterschätzt, stürzt er unweigerlich in den Abgrund. Und auch diejenigen, die ein gefährliches Virus unterschätzen, müssen das büßen.

Eine heilsame Nachdenklichkeit kann nicht nur durch einen Impuls von außen initiiert werden. Sie kann sich auch in der Stille auf leisen Sohlen anschleichen. Dazu sei nachfolgend eine kleine Übung empfohlen, die ein nachhaltiges Umdenken bewirken kann.

Man bringe sich in eine Ruhelage, schließe die Augen und stelle sich vor, man sei bereits zehn Jahre älter als heute. Man verankere sich sozusagen als älter gewordener Mensch in diesem späteren Datum und überlege, wo man da ist und wie man sich dort eingerichtet hat. Dann blicke man aus jener zeitlichen Vordatierung zurück auf die Jetztzeit und den Abschnitt danach.

Das Prozedere ähnelt ein bisschen demjenigen, was Astronomen machen, wenn sie mit ihren Teleskopen den Weltraum durchforschen. Je tiefer sie ins All hineinschauen, desto tiefer schauen sie in die Vergangenheit des Universums hinein, weil das Sternenlicht Jahrmillionen braucht, um auf der Erde aufzutreffen.

Wen also erblickt man von der Zehn-Jahres-Marke aus retour gesehen? Jemanden, der sich zappelig aufregt? Der wild verbissen protestiert? Der vor dem Unheil ohnmächtig kapituliert? Oder gar jemanden, der seine Mitmenschen zusätzlich belastet und mutwillig gefährdet oder sich das eigene Leben schwerer macht, als es sein müsste? Will man diese Frau oder dieser Mann sein, dessen „Sternenlicht" imaginativ bei einem eintrifft? Und wenn nicht – *wer möchte man stattdessen sein?* Würde es nicht die Seele rühren, eine patente Person zu erkennen, die wie ein Fels in den wogenden Fluten steht, den Widrigkeiten die Stirn bietet, beharrlich erledigt, was es zu erledigen gilt und trotz aller Sorgen ihr Lächeln bewahrt …? Möchte man nicht zu diesem „Ich vor zehn Jahren" sagen können: „Ich bin stolz auf dich! Du hast dich in der Krise wacker bewährt und einiges daraus gelernt, was dir in den nachfolgenden Jahren zugute gekommen ist, obwohl es schwere Jahre gewesen sind!"? *Das* möchte man? Dann nichts wie: Augen auf und zurück in die Gegenwart! Was sich einem in der Übung enthüllt hat, kann noch wahr werden. Noch ist das „Sternenlicht" der nächsten zehn Jahre nicht „auf Schiene", noch *entscheiden wir* darüber, was es bei seiner Ankunft in der Zukunft über uns berichten wird.

Im Übrigen ist unser Vorstellungsvermögen ähnlich schmalspurig wie unser Seh- oder Hörvermögen. Vom gesamten Lichtspektrum können wir nur einen minimalen Ausschnitt sehen. Vom gesamten Spektrum an Schallwellen nur einen winzigen Ausschnitt hören. Die restlichen Wellen sind zwar apparativ messbar, aber von uns nicht nachvollziehbar. Wir müssen zur Kenntnis nehmen, dass analog unser Vermögen, uns etwas vorzustellen, außerordentlich limitiert ist. Da helfen auch physikalische und chemische Formeln nicht. Zum Beispiel können wir uns immense Zeiträume, Entfernungen oder Temperaturen, wie sie im All gang und gäbe sind, überhaupt nicht vorstellen. Und es dünkt es uns bis auf den heutigen Tag unfassbar, dass Materie hauptsächlich aus Zwischenräumen besteht, dass der feste Boden unter unseren Füßen mit hoher Geschwindigkeit um die Sonne rast oder dass sich so minutiös organisierte Lebewesen wie wir aus primitiven Einzellern entwickelt haben. Ganz zu schweigen von unseren divergierenden religiösen Vorstellungen, die alle notwendigerweise unzulänglich sind.

Weil wir uns auch nicht vorstellen können, welchen Werdegang das Leben auf Erden noch nehmen wird, und weil wir selbst unseren eigenen Werdegang nur vage einzuschätzen vermögen, ist es vernünftig, devot *eine gewisse Meinungsplastizität zu wahren* und sich nicht einzubilden, mit einer einmal zurechtgezimmerten Positionierung liege man absolut richtig. Vielleicht liegen ja andere in manchen ihrer Ansichten „richtiger"? Wie Frankl sehr weise erläutert hat, bedeutet Toleranz nicht, dass man die Meinung eines anderen teilen muss, sondern *dass man dem anderen erlaubt, eine divergierende Meinung zu haben. Errare humanum est* – Irren ist menschlich; und Toleranz ist der „Impfstoff" gegen das Virus Radikalismus, das an Ausbreitungspotenzial sonstigen Viren leider in nichts nachsteht.

Menschen- und Weltbild

Reinhardt Wurzel: Vor einiger Zeit beobachtete ich ein etwa vierjähriges Kind in einem Metzgerladen, das von der freundlichen Verkäuferin eine Scheibe Gelbwurst geschenkt bekam. Als die Mutter zur Kasse ging, fiel dem Jungen versehentlich die leckere Wurstscheibe aus der Hand und auf den Boden. Dieser war durch das vorherrschende Regenwetter mit den dunklen Fußspuren vieler Käufer übersät. Doch schneller, als man schauen konnte, beugte sich der Junge nieder, hob das Stückchen Wurst auf und schob es genüsslich in den Mund.

Eine ähnliche, aber weitaus kritischere Geschichte ist mir unvergesslich. Mein Bruder war noch nicht einmal ein Jahr alt, als er krabbelnd auf unserem Wohnzimmerboden eine Stecknadel fand und sie verschluckte. Das Nähen war ein Hobby meiner Mutter, und offenbar war eine ihrer Nadeln zu Boden gefallen, ohne dass sie es bemerkte. Die Nadel hatte ein rundes Köpfchen und glitt mit diesem – o Wunder! – widerstandslos durch den ganzen Kindeskörper, bis meine Mutter sie tags darauf beim Auswaschen seiner Windeln fand. Ihren Schrecken kann man sich vorstellen, und ihre Erleichterung ebenso. Diese Stecknadel bewahrt sie noch heute in einer Truhe kleiner Kostbarkeiten auf.

Wir sind es gewohnt, Türklinken, Einkaufswägen, Haltestangen in Bussen und Bahnen anzufassen, und stellen fest, dass wir dabei normalerweise dem Tod gar nicht ins Auge blicken. Wer sich mit somatischen Prozessen beschäftigt oder Biologie als Leistungsfach in der Schule belegt hat, weiß, dass uns eine Armada an Abwehrkräften, sogenannte Killerzellen, zur Verfügung steht. Sie sind Teil unseres Immunsystems, das Krankheitserreger außer Gefecht setzt und Zellen, die von solchen befallen sind, deaktiviert.

In unserem ersten gemeinsamen Buch („Von der Angst zum Seelenfrieden") beschrieb Elisabeth Lukas Küken, die sich unter ein Gebüsch ducken, wenn sich Mutter Henne vor dem Habicht versteckt: „Aus der Angst der Mutter lesen die Kleinen ab, dass Gefahr im Verzug ist, und verhalten sich dementsprechend. Fatal ist nur, wenn die Mutter hochgradig nervös ist und bereits auf harmlose Reize panisch reagiert." Ich denke, wir Menschen haben eine Vorbildfunktion nicht nur unseren Kindern gegenüber, sondern auch für die Gesellschaft im Ganzen. Und vorbildlich sind stets Verhaltensweisen, die einer weitgehend angemessenen Einschätzung der Realität entsprechen, auf deren enorme Bedeutung meine Koautorin im letzten Kapitel hingewiesen hat. Die Frage ist nur, wie man zu einer solchen gelangt? Ob unsere jeweiligen Einschätzungen richtig sind oder nicht, ist häufig schwer auszumachen. Selbst die unmittelbaren Folgen eines entsprechenden Verhaltens geben oft keine klaren Hinweise. Unsere biologischen Schutzmechanismen und Krankheitsabwehrkräfte sind, wie die eingangs erwähnten Kinderstorys zeigen, bisweilen viel größer, als wir es uns gemeinhin vorstellen. Aber es kann auch passieren, dass jemand, der diese Schutzmechanismen für geringer hält, als sie sind, und sich folglich andauernd vor Krankheiten fürchtet, dann von seinem Organismus *nicht* eines Besseren belehrt wird, im Gegenteil: Seine Immunität ist vielmehr eingeschränkt. Ängstlichkeit und Zaghaftigkeit werden in der Natur nicht belohnt. Ignoranz und Leichtsinn allerdings auch nicht.

▪ ▪ ▪

Zum Nachdenken:

„Die ständige Sorge um die Gesundheit
ist auch eine Krankheit."
(Platon)

▪ ▪ ▪

Elisabeth Lukas: Ja, das stimmt: Sowohl Übermut als auch eine übertriebene Ängstlichkeit sind keineswegs förderlich. Die Gratifikationen sahnen diejenigen ab, die äußere Sachverhalte innerlich gut abbilden können. Deswegen ist bei grassierenden Seuchen darauf zu achten, dass sich die (berechtigte) Sorge vor Ansteckung nicht in unberechtigter Intensität in den Gedanken eines Menschen verhakt – denn dies würde sein Immunsystem torpedieren. Sein Organismus würde ihm dann leider nicht rückmelden: „Du brauchst dich nicht übermäßig zu fürchten", sondern: „Jetzt kann das Gefürchtete leicht eintreten". Auf diese irritierende Weise kann ein Pande-

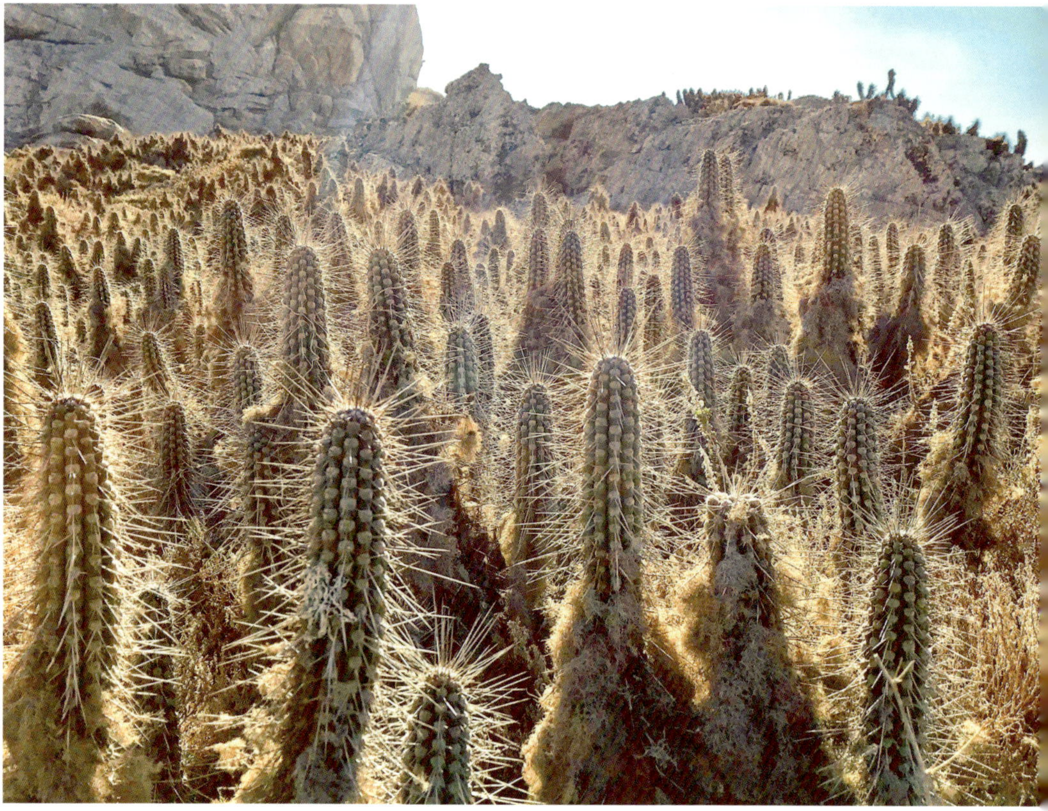

Hinter Dornen verbirgt sich oft zarte Verletzlichkeit.

(Kakteenwald in der Region Atacama, Chile)

mieschaden seinen Ursprung im Kopf einer Person haben und erst sekundär im Kontakt mit dem Virus.

Tatsächlich ist die Gestimmtheit und psychische Befindlichkeit einer Person nicht einfach die subjektive Spiegelung transsubjektiver Ereignisse. Die Ideen, die unserem Welt- und Menschenbild zugrunde liegen, werden oft unbewusst übernommen und nicht auf ihre Wirklichkeitsnähe geprüft. Würden sie überprüft, könnten sie sich als fragwürdig herausstellen. Häufig stecken schiere Missverständnisse dahinter oder auch Feedbackvorgänge. Ist zum Beispiel jemand voller Misstrauen, dann reagieren seine Mitmenschen verstört und ablehnend, und dies schürt wiederum sein Misstrauen. Oder fühlt sich jemand schnell angegriffen und begibt er sich permanent in Verteidigungsstellung, dann wirft man ihm dies vor, und er fühlt sich erneut angegriffen. Die Attraktivität eines Menschen liegt in der „Atmosphäre“, die er verbreitet (mehr als in seinem Outfit), und diese Atmosphäre hat mit seinen fundamentalen Sichtweisen zu tun.

Freilich entzieht sich die Grundstimmung dem direkten menschlichen Willen, zumindest in Vorläufigkeit. Man kann nicht eine düstere Stimmung per Knopfdruck in eine rosige umpolen. Aber man kann ihr Raum gewähren oder sie sukzessive beschneiden. Die Überlegung lautet: Was lässt man in sich wachsen, was dämpft man und drängt es dadurch zurück? Womit identifiziert man sich und wovon distanziert man sich? Geistig kann man allemal Einfluss nehmen auf sein Seelenleben.

Es war eines der großen Verdienste Frankls, dass er die Geistigkeit des Menschen ausgeleuchtet und ausgelotet hat. Demnach müssen wir uns von dem primitiven Drei-Schichten-Modell „Leib-Seele-Geist" lösen und zu verstehen versuchen, dass es mit unserer Geistbegabung eine eigene Bewandtnis hat. Zwar ist der Mensch trotz seiner verschiedenen Seinsdimensionen Einheit und Ganzheit, aber innerhalb dieser Einheit und Ganzheit setzt sich das Geistige mit dem Leib-Seelischen auseinander. In schlichten Worten: Alles „Umgehen mit", alles „Entscheiden darüber", alles „Gefallen lassen oder nicht", alles „Einfluss nehmen oder nicht", kurz, alle Selbst- und Weltgestaltung ist unserer Geistigkeit geschuldet. Wobei mit Geistigkeit hier unser „Sein als Person" gemeint ist und nicht etwa irgendein „Werkzeug der Person" wie Intelligenz und Verstand. Wer ist es denn, der seine Intelligenz gebraucht (oder auch nicht)? Wer ist es, der seinen Verstand benützt (oder auch nicht)? Wer ist es, der seine Gefühle kontrolliert (oder auch nicht)? Wer ist es, der seine Sichtweisen revidiert (oder auch nicht)? Wer ist es etwa, der sein Misstrauen einbremst (oder auch nicht)? Wer ist es etwa, der seine These, ständig angegriffen zu werden, verwirft (oder auch nicht)? *Die geistige Person ist es, die all diese Schalthebel betätigt.*

Greifen wir im Folgenden einen Themenkomplex heraus, der pandemiebedingt an Aktualität zugelegt hat: das Problem der Arbeitslosigkeit. Zweifellos hat der Beruf eine existenzielle Bedeutung. Ihn zu verlieren, ist ein harter Brocken. Ein Brocken, mit dem sich der Betroffene qua „geistige Person" auseinandersetzen muss. Welche Schalthebel wird sie betätigen?

In vielen Studien hat sich erwiesen, dass keineswegs jeder in eine sogenannte „Arbeitslosigkeitsneurose" (Frankl) hineinschlittert, also in Apathie, Pessimismus, Trunksucht etc. versinkt. Ein erfreulicher Prozentsatz an arbeitslosen Männern und Frauen nehmen diesem sozialen Schicksal den Stachel, indem sie sich um alternative Beschäftigungen bemühen.

Zwei Beispiele jüngeren Datums seien erwähnt. Als im Frühsommer 2020 Erdbeeren, Spargel und sonstige Gemüsearten auf den Feldern Österreichs reiften, fehlte eine Menge ausländischer Erntehelfer, die wegen der damals geschlossenen Grenzen nicht einreisen durften. Da krempelten Hunderte arbeitslose Leute ihre Ärmel hoch und meldeten sich zum Dienst, damit die Früchte nicht verdarben. Als ungefähr zur selben Zeit in Kranken- und Pflegeanstalten ein extremer Personalnotstand herrschte, meldeten sich in Österreich Hunderte ehemaliger Zivildienstleistender, die Erfahrungen mit Heimbewohnern und gerade keinen Job hatten, freiwillig zur Unterstützung. Hut ab vor all diesen Menschen!

Merken wir uns: *Es ist mehr Freiheit da, als uns seelisch geliefert wird.* Arbeitslose, die sich fit halten und jede Gelegenheit wahrnehmen, sich irgendwo nützlich mit einzubringen oder sich weiterzubilden, haben die wesentlich bessere Chance, wieder eine regelmäßige Arbeit zu finden, als solche, die sich gehen lassen und einem Provisorium verfallen.

Wissenschaftliche Untersuchungen zeigen: Immer dann, wenn einem die Zukunft ziemlich ungewiss erscheint, neigt man zu einem *provisorischen Lebensstil*. Wozu soll man etwas unternehmen, wenn vielleicht sowieso alles kaputtgeht? In meiner Kindheit war es die Angst vor einem Atombombenkrieg, der alles Leben auf Erden auslöschen könnte, die manche Menschen in ihren Initiativen lähmte. Als die Jahre vergingen, rückte diese Zukunftsangst in den Hintergrund. Paradoxerweise erzeugte der spätere Wohlstand ähnlich provisorische Lebenshaltungen. Wozu etwas unternehmen, wenn sowieso alles glatt läuft? Im Provisorium wird gewartet und erwartet, jedoch stets auf etwas oder jemanden von außen. Das heißt, es wird nichts oder zu wenig *von sich selbst erwartet*. Man unterfordert sich und überfordert den Rest der Welt!

Typisch pathogene Kombinationen sind:

1. Warten und Negatives erwarten.
2. Warten und zu viel erwarten.

Beide Muster enthüllen in Übersetzung die Grundeinstellung: „Die Welt soll meine positiven Erwartungen erfüllen. Und wenn sie es nicht tut, ist sie böse, und ich habe ein Recht, mich zu beschweren." Ein Missverständnis, wie es gravierender nicht sein könnte.

In Debakelsituationen wie dem Verlust des Arbeitsplatzes ist es hilfreich, so viel Objektivität zu bewahren, wie man nur schafft. Wovon man plattgedrückt ist, das kann man nicht steuern. Also zuallererst: Man hat einen Arbeitsplatz *gehabt* – prima! Man hat sich diesbezügliche Kenntnisse und Übung angeeignet – auch prima! Danach kurz und ehrlich prüfen: Hat man das Debakel selbst verschuldet? Wenn ja, daraus fürs nächste Mal lernen! Fehler können ein großartiger Wachstumsschub sein. Wenn nein, ist es noch besser. Die Selbstzufriedenheit braucht nicht zu leiden. Man ist eine wertvolle Person, mit oder ohne Arbeit! Jetzt also seelisch fertigwerden mit dem Debakel. Und wie?

Auf dem Boden der Franklschen Theorien gibt es die lehrreiche Metapher von den zwei Halbkreisen, die sich zu einem eleganten runden Kreis vereinen.

Der eine Halbkreis beinhaltet sämtliche Fähigkeiten einer Person. Nicht nur, was sie im Rahmen von Schulungen gelernt hat, sondern auch ihre Erfahrungskompetenz: alles, was sie an Erfahrungen gewonnen hat, und seien es bittere Erfahrungen gewesen.

Der zweite Halbkreis beinhaltet die Bedürftigkeit der Außenwelt. Es ist wahrlich keine vollkommene Welt, die uns umgibt. Sie ist nicht intakt, nicht heil, wie sie uns in den Träumen sämtlicher Erlösungsmythen vorschwebt. Sie hat laufend „Bedarf".

In dem Moment, da der Betreffende nun bereit ist, von seinem eigenen Kummer weg- und auf die ihn umgebende Außenwelt hinzublicken, wird er alsbald eine markante Entdeckung machen. Er wird eine Nische erspähen, in der *jemand mit seinen Attributen den dortigen „Bedarf" auffüllen könnte.* Er wird erspüren, wo jemand mit haargenau seinen Kompetenzen gebraucht wird, um die Welt um eine Nuance heiler zu machen. Willigt er in das von ihm Erspürte ein, ist beiden Seiten geholfen, ihm selbst und jenem winzigen Fleckchen Außenwelt, das aufblüht. Die beiden Halbkreise schließen sich zu einem vollendeten Rondeau.

In meiner psychotherapeutischen Praxis habe ich wiederholt erlebt, wie sehr es die seelische Immunität eines Menschen niederdrückt, wenn er entweder seine Fähigkeiten abwertet oder sich dem Hinblick auf die Außenwelt verweigert – oder gar beides. Die Halbkreise verschwinden aus seinem Visier, und übrig bleibt nur Leid.

Ich erinnere mich an einen Patienten, dem es schlecht ging, weil er ohne Arbeit war. Als er Arbeit bekam, ging es ihm schlecht, weil sie ihm zu monoton war. Als er eine abwechslungsreichere Arbeit fand, ging es ihm schlecht, weil er unter Stress geriet. Als ihm eine Rehabilitationsmaßnahme genehmigt wurde, ging es ihm schlecht, weil ihn die Kurgäste nervten. Als er befördert wurde, ging es ihm schlecht, weil er Krach mit seinen Untergebenen hatte …

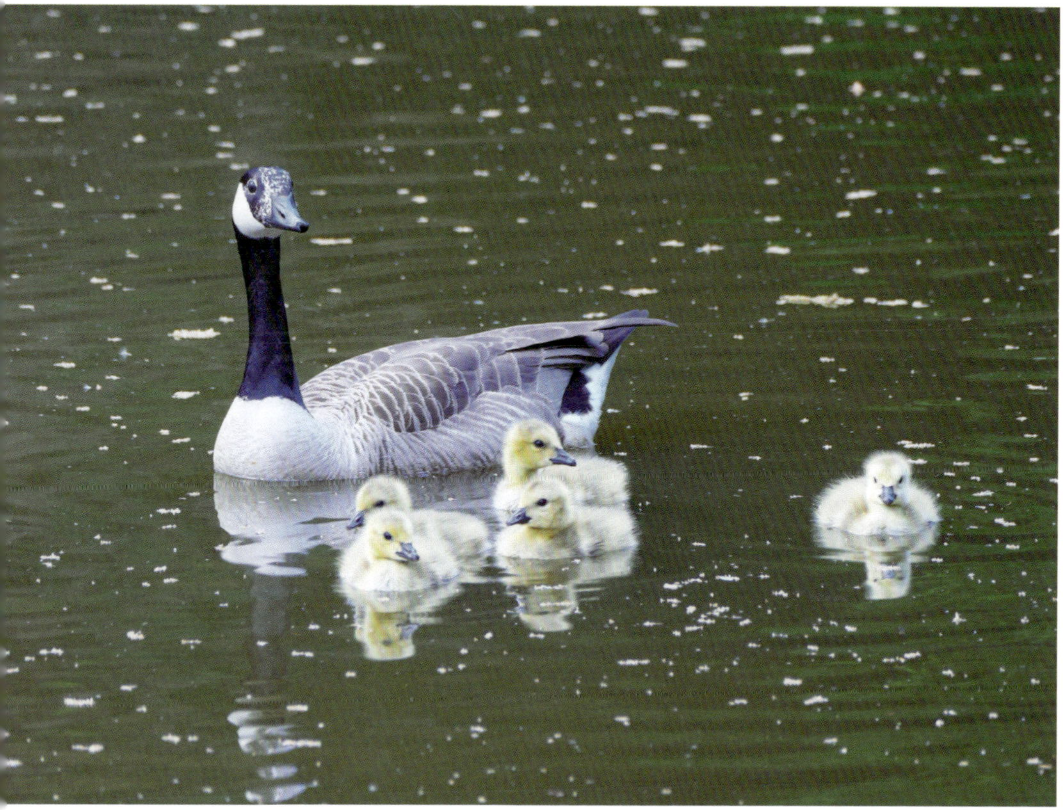

Hilfsbedürftigkeit ruft nach Unterstützung und Schutz.

(Familie von Kanadagänsen in Himmelgarten, Deutschland)

Ich erinnere mich an eine Patientin, die unglücklich war, weil sie sich mit ihrem Mann nicht vertrug. Als sie geschieden war, war sie unglücklich, weil sie allein war. Als sie sich mit einem Freund liierte, war sie unglücklich, weil dieser andere Präferenzen hatte als sie. Als sie einen Partner mit ähnlichen Interessen fand, war sie unglücklich, weil ihr seine Gewohnheiten nicht behagten …

Die Welt ist nicht dazu da,
um uns zu bedienen.
Sondern wir sind dazu da,
um uns in den Dienst der Welt zu stellen.

Die Trotzmacht des Geistes

Reinhardt Wurzel: Die Metapher von den zwei Halbkreisen ist faszinierend. Ich kenne viele psychologische Ratgeberansätze, die den Fokus einzig auf den ersten Halbkreis legen. Darauf, dass man sich selbst auf seine geheimen Talente hin durchchecken soll, und dazu noch auf schlummernde Wünsche und Bedürfnisse, die bisher zu kurz gekommen sind. Das alles soll endlich erweckt und ausgelebt werden. Dass sich im ersten Halbkreis auch leidvolle Erfahrungen befinden könnten, die sich zu einem Erfahrungswissen verdichtet haben, ist allerdings ein neuer Aspekt. Und dass ein ebenbürtiger zweiter Halbkreis zur Vervollständigung dazugehört, ist für viele, die mit Frankls Erkenntnissen nicht vertraut sind, geradezu brandneu. Die Bedürftigkeit und Anliegen der Außen-, Um- und Mitwelt finden in der herkömmlichen Psychologie kaum Beachtung. Die dem Menschen zugesprochenen Motive drehen sich ununterbrochen um sein Ich und dessen möglichst ungehinderte Selbstverwirklichung.

Auch mir missfällt das, ich frage mich nur, ob wir überhaupt schon so weit gediehen sind, die Eigensucht überwinden zu können. Süchte sind ja Abhängigkeiten ersten Ranges, und die Egoismen und Narzissmen zähle ich durchaus dazu. Süchte machen blind und taub für alles, was nicht zur Stillung der Suchtgelüste beiträgt. Aus elektro-physiologischen Messungen ist bekannt, dass Süchte ihre Entsprechungen im Gehirn haben. Das menschliche Gehirn springt sozusagen auf das Suchtmittel an, aber weit weniger auf alles andere außerhalb des Suchtmittels. Und unser Gehirn können wir ja schwerlich austricksen.

Und noch ein Gedanke: Wenn jährlich Millionen Menschen an Alkoholmissbrauch und den Folgen von Nikotinvergiftung sterben, löst dies offensichtlich weniger allgemeines Entsetzen aus als eine Pandemie. Aber tragisch ist auch dies. Wo bleiben da die Reserven des ersten Halbkreises? Vom zweiten Halbkreis gar nicht zu reden, der im selbstproduzierten Elend völlig unterzugehen scheint.

▪ ▪ ▪

Zum Nachdenken:

„Die häufigste Art,
wie Menschen ihre Talente verschwenden,
ist zu denken, sie hätten keine."
(Alice Walker)

▪ ▪ ▪

Elisabeth Lukas: Ja, der Ablauf cerebraler Vorgänge im Gehirn, das wir *haben*, setzt der geistigen Person, die wir *sind*, Grenzen. Wer wollte dies abstreiten? Insbesondere Süchte zwängen die Person in ein eisernes Korsett, aus dem sie lediglich unter Aufbietung aller Kräfte, die sie hat, ausbrechen kann. Aber hoffnungslos ist es nicht! Und eben dazu ist beides gleichzeitig vonnöten: die unermüdliche *Aktivierung verbliebener Ressourcen*, und seien sie noch so geschrumpft, und *das Wissen, wofür*, das unermüdlich präsent gehalten wird.

Aus meiner Erfahrung mit Suchtkranken kann ich nur versichern, dass es vorrangig der „zweite Halbkreis" ist, dessen Vision zum Entzug motiviert. Kein Alkoholiker nimmt dauerhafte Abstinenz um seiner eigenen Gesundheit willen auf sich. Dazu ist er viel zu tief in die Abscheu vor sich und seinem pausenlosen Strampeln zwischen guten Vorsätzen und schlimmen Rückfällen abgeglitten. Er ist längst bereit, suchtumnebelt verfrüht zu sterben. Dringt jedoch etwas ihm Wertvolles in sein angeknackstes Bewusstsein, das seine Abstinenz erfordert, kann es sein, dass er sich wie Phönix aus der Asche erhebt.

Sämtliche Geretteten berichten, *dass ihre Heilung im Kontext eines „zuliebe" gestartet ist:* einem Kind zuliebe, einer verzweifelten Mutter zuliebe, der Renovierung eines abgewirtschafteten Bauernhofes zuliebe, einem geduldigen Arbeitgeber zuliebe, einem versprochenen Segeltörn mit Freunden zuliebe, der plötzlichen Chance einer politischen Berufung zuliebe …

Ohne den Esprit eines massiven „zuliebe“ kommt man aus den Klauen krasser Abhängigkeiten nicht heraus.

Frankl attestierte dem Menschen eine „Trotzmacht des Geistes“, mittels der Widerstand geleistet werden kann – in vorderster Front sich selbst und den eigenen Versuchungen. Dass schwächelnde Gehirnfunktionen diese Trotzmacht unterminieren, ist klar, und dennoch …

Ich möchte ein beeindruckendes Beispiel aus einer anderen Problematik der vielen Problemfelder der Welt vorbringen, nämlich bezüglich der ebenfalls virulent zunehmenden Krankheit Demenz (2018 gab es allein in Deutschland schon etwa 1,7 Millionen Betroffene; Schätzungen gehen von drei Millionen und mehr im Jahr 2050 aus). Bei dieser Krankheit sterben fortwährend Scharen an Neuronen im Gehirn ab. Mit wiederholt streikendem Gedächtnis fallen die Betroffenen aus den vielfältigen kulturellen und sozialen Verflechtungen ihres gewohnten Lebens allmählich heraus. Aber sogar bei diesem „freien Fall“ kann die Trotzmacht des Geistes noch intervenieren.

Helga Rohra ist eine Betroffene. Ihre Diagnose lautet: Lewy-Body-Demenz. Sie reist umher und hält Vorträge, wie man trotz der (unheilbaren) Krankheit „Ja zum Leben sagen“ kann. Ich greife hier einige Passagen aus ihrem Plädoyer für ein würdiges Leben trotz Demenz heraus[2]:

---

2 Aus: Helga Rohra: „Ja zum Leben trotz Demenz! Worum ich kämpfe“, medhochzwei Verlag, Heidelberg 2016.

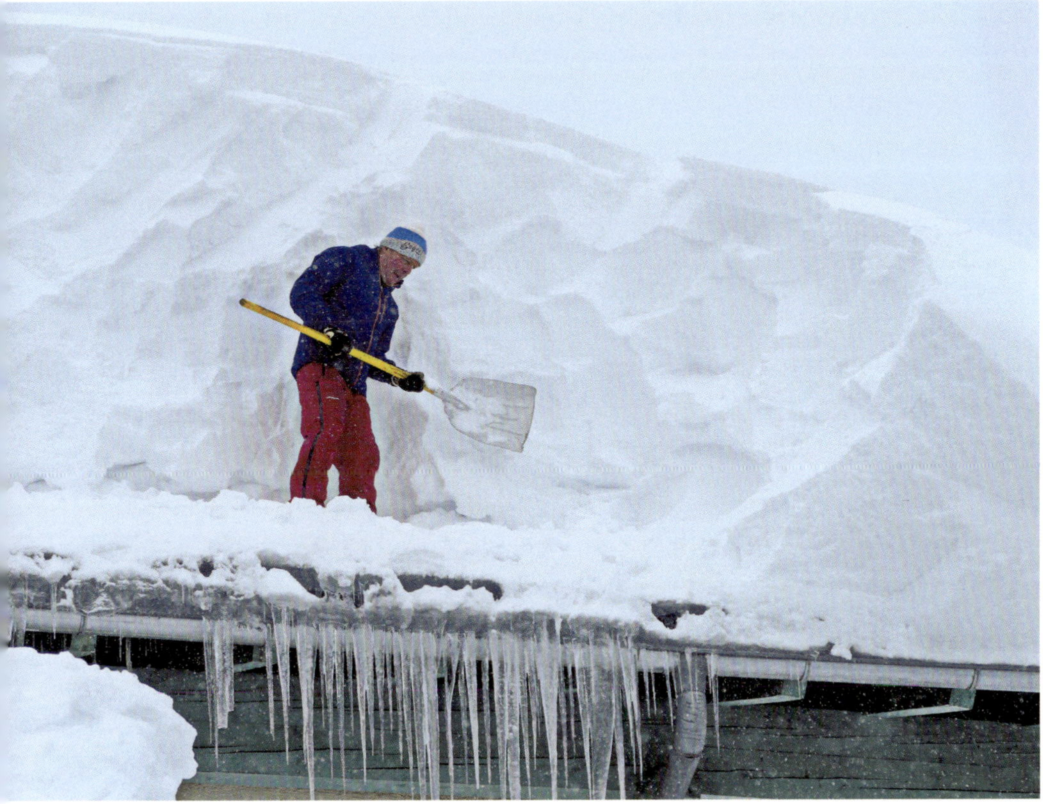

Manch mühevolle Arbeit erfordert alle Kraft.

(350 cm Schneelast auf einem Dach im Alpendorf Filzmoos, Österreich)

Selbstdistanzierung
„Für mich ist die Demenz eine facettenreiche Person, die mich von nun an begleitet … Deshalb behandle ich sie wie eine neue Bekannte und nenne sie ‚Frau Demenz'. Vielleicht werden wir Freundinnen werden … Oder wird sie sich als übergriffig herausstellen und ich muss sie in ihre Schranken weisen? Keinesfalls will ich Frau Demenz alles überlassen, sondern meine Selbständigkeit … behalten."

Perspektive
„Stell dir vor, du wachst auf und weißt nicht, wo du bist und welcher Tag heute ist. Du planst nicht, denn du kannst es nicht mehr. Dein körperlicher Zustand wechselt stark, und du fühlst dich abhängig von deinem Körper. Oft bist du unten, aber du stehst immer wieder auf. Du hast ein starkes Motiv: einen Sinn in deinem Leben, für den es sich zu kämpfen lohnt."

Tapferkeit
„Ich achte sehr darauf, negative Gefühle in Schach zu halten. Anfangs musste ich mir diese bewusst verbieten und habe … mir gesagt: ‚Das darfst du nicht denken' oder ‚Denk jetzt nicht an so was!' Wenn man das konsequent macht, kann man sich aus dieser Negativspirale befreien."

Selbstmanagement
„Wenn etwas Wichtiges anliegt, … dann habe ich mir am Abend zuvor einen Zettel vorbereitet … Dieser Zettel ist mein

Lotse durch den Tag … Ohne diese Gedächtnisstütze wäre ich nahezu verloren … Überall in meiner Wohnung hängen Merkzettel …"

Humor

„Mitten im Vortrag fällt in meinem Kopf der Vorhang … Dann sage ich zum Publikum: ‚Jetzt weiß ich nicht mehr, was ich gerade gesagt habe, und wie meine Lesung weitergeht. Vielleicht wissen Sie es?' Dann lacht das Publikum … Ein hilfsbereiter Mensch meldet sich, stellt eine Frage und hilft mir zurück in die Spur."

Individualität

„… weil ich mich nicht nur durch meine Diagnose definiere, durch meinen Abbau in einer bestimmten Hirnregion! Ich habe eine Biografie, eine Persönlichkeit und eine Geschichte, die mich ausmachen."

Engagement

„Mir und meinen ‚Dementia Friends' ist gemeinsam, dass wir unseren Schwerpunkt nicht auf die Krankheit legen, sondern einen starken Drang zur gesellschaftlichen Veränderung haben. Mich treibt nicht so sehr die Frage an, welche Auswirkungen die Krankheit auf mein Gehirn hat, sondern was ich trotz der Krankheit bewegen kann."

Soziales Verständnis

„Wir werden von klein auf trainiert, unseren Vorteil zu suchen. Die wichtigste Frage ist: Was bringt mir dieser Kontakt? Ist dieser Mensch für meine Karriere von Vorteil? … Hier ist ein Umdenken nötig, denn jeder Mensch ist wertvoll. Auch und gerade der vom Schicksal gebeutelte. Die Demenz hat mich gelehrt, im anderen seine inneren Werte zu schätzen. Und sie hat mich vor allem eines gelehrt: Demut."

Dankbarkeit

„Mein Mut entspringt aus der Dankbarkeit. Ich sehe es als meine Aufgabe an, über meine Erfahrung zu sprechen, aufzuklären. Ich bin sehr glücklich, diesen Platz im Leben gefunden zu haben …"

Nun, kann man seine cerebralen Lädierungen ein bisschen „austricksen"? Man kann! Mit Hilfe der Trotzmacht des Geistes. Aber was noch viel überzeugender ist: In der Begeisterung für eine Sache und in der Liebe zu seinen Mitmenschen sprengt man den engen Rahmen seiner Behinderungen, und das gilt gleichermaßen für kranke Menschen. Seien sie durch eigenes Versagen krank geworden – wie Suchtkranke, seien sie altersbedingt geschädigt – wie Demenzkranke, oder seien sie von einem Virus infiziert worden – wie Covid-19-Kranke.

Wie sehr psychologische Lehrmeinungen die Trends ganzer Bevölkerungsschichten prägen, beweist die Geschichte von

Abraham H. Maslow, dem berühmten Vertreter der „Humanistischen Psychologie". Im Jahr 1943, als in Europa der Weltkrieg tobte, begann er, die veralteten analytischen Theorien über die Grundbedürfnisse des Menschen um die „Wachstumsbedürfnisse" zu erweitern, die er unter dem Stichwort „Selbstverwirklichung" zusammenfasste. Der Mensch strebe nach mehr Verstehen, nach mehr Schönheit und nach Ausbau seiner psychischen Potenziale. Aber, so Maslows Einschränkung, er strebe erst danach, sobald die Grundbedürfnisse wie Essen, Trinken, Schutz und Anerkennung befriedigt seien. „Die höheren Bedürfnisse sind subjektiv weniger dringlich", konstatierte er.

Dem widersprach Frankl auf seinen Amerikareisen, auf denen er Maslow bei Fachkonferenzen traf, vehement. Er widersprach sogar doppelt. Aufgrund seiner Erlebnisse in Konzentrationslagern wies Frankl darauf hin, dass man Langzeithunger und körperliche Torturen, also ein Defizit an Grundbedürfnisstillung, überhaupt nur aushalten kann mit Blick auf etwas „Höheres". Außerdem könne Selbstverwirklichung niemals das einem Menschen adäquate Höchstziel sein, weil der Mensch nicht in sich selbst eingekerkert sei, sondern sich zur Welt hin öffne, in die er seine Ziele hineindefiniere.

Maslow gab Frankl schließlich recht und setzte Ende der 60er-Jahre nach Frankls Vorgaben die Selbsttranszendenz an die Spitze der von ihm entworfenen Bedürfnispyramide. Wobei er unter Selbsttranszendenz simplifiziert den Wunsch verstand, etwas Gutes für andere zu tun. Aber Frankl schüttelte den Kopf. Tut man etwas Gutes für einen anderen, *um ein eigenes (wenn auch höchstes) Bedürfnis abzustillen?* Welch eine Farce! Erzieht eine Mutter ihre Kinder liebevoll, um *sich* zu befriedigen? Malt ein Künstler ein Gemälde mit eifrigen Pinselstrichen, um *sich* zu befriedigen? Untersucht ein Laborant gewissenhaft Probe um Probe in seinen Reagenzgläsern, um *sich* zu befriedigen? Ist es nicht viel eher so, dass all solche Sorgfalt Inhalten gilt, die jenseits des Ichs angesiedelt sind? *Tut man nicht Gutes um des Guten willen?*

Maslows Primäridee von der zuoberst zu erstrebenden Selbstverwirklichung wurde zum populären Slogan einer ganzen Generation, deren Grundbedürfnisse nach den Nachkriegsjahren weitgehend wieder gedeckt waren. Mit einher ging eine Zentrierung auf das Ego, die über die Jahrtausendwende hinaus noch ihre leidigen Nachwehen hat.

Vielleicht sind es ja aufrüttelnde Ereignisse wie eine Pandemie, die den Rotstift ansetzen und korrigierend eingreifen.

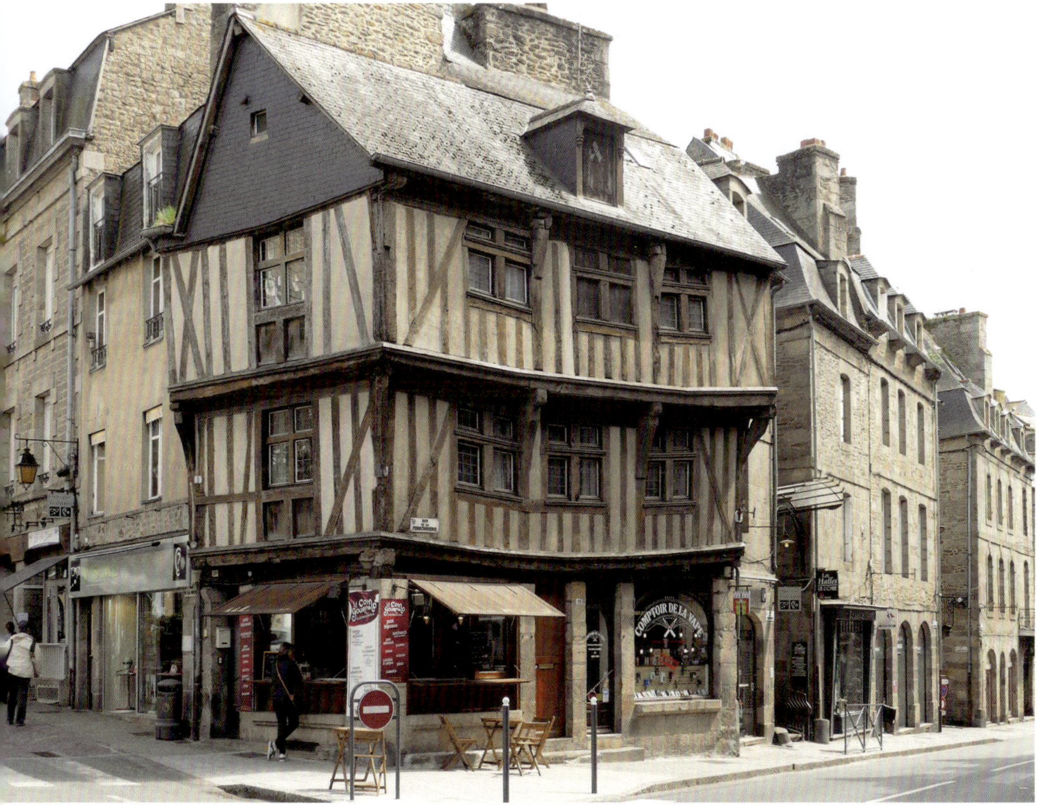

Es gibt schier Unverwüstliches, Unzerstörbares.

(Über 800 Jahre altes Haus in der mittelalterlichen Stadt Dinan, Frankreich)

Frustration und Aggression

Reinhardt Wurzel: Ich bin nicht ganz so optimistisch wie meine Koautorin. Pöbeleien gegenüber Ausländern während der Coronakrise, Denunziantentum … Wenn (echte oder suggerierte) Gefahr für die eigenen Futternäpfe droht, werden bei etlichen Menschen offenbar die primitivsten Instinkte geweckt. Neid und Missgunst haben Hochkonjunktur, und dergleichen flackert auch unter der Geißel einer Pandemie auf. Dann häufen sich die Berichte über Zeitgenossen, die jeden mit Argwohn betrachten, der sich anscheinend irgendeinen Vorteil herausnimmt oder bloß anders denkt und handelt als sie selbst.

Wenn die Angst umgeht, avancieren harmlose Bürger geradezu zu Monstern, auswärtige Nachbarn zu Feinden und die sonst so begehrten zahlungskräftigen Touristen zu unerwünschten Fremden, die es zu verscheuchen gilt. Aufgeplusterte Kleindenker sehen ihre Stunde gekommen, für Ruhe und Ordnung im Revier zu sorgen und zu schnüffeln und zu bespitzeln im Auftrag einer „guten Sache“. Im Schatten von Krisen gedeihen Skrupellosigkeit und Gewaltexzesse. Das war schon immer so. Wie Überschwemmungen geborstenes Strandgut und Unrat an Land spülen, die noch lange zurückbleiben, wenn sich die Wasser beruhigt haben, so hinterlassen auch Schwierigkeiten weitreichende, große Risse in der gesellschaftlichen Kooperation. Und das ist exakt das Gegenteil von dem, was in solchen Zeiten dringend benötigt würde. Ich bedauere dies sehr. Ist denn der menschliche Horizont so niedrig, dass viele immer wieder in dieselbe Falle tappen? Sind denn Angst, Wut, Enttäuschung, Neid und Gier derart mächtige Gesellen, dass sie in angespannten Zeiten jeglichen Funken von Anstand hinwegfegen können?

Natürlich geschieht auch in nicht angespannten Zeiten Böses. Aber verleitet nicht „Anspannung" zu mehr und mehr davon ...?

▪ ▪ ▪

Zum Nachdenken:

„Die moralische Entrüstung ist
der Heiligenschein der Scheinheiligen."
(Helmut Qualtinger)

▪ ▪ ▪

Elisabeth Lukas: Frankl zitierte gerne das Bonmot von Friedrich Hebbel: „Das Leben ist nicht etwas, sondern immer nur die Gelegenheit zu etwas." Man könnte in Variation sagen: „Auch eine Frustration ist nicht etwas, sondern nur die Gelegenheit zu etwas."

Frustrationen sind sowohl im Tierreich als auch im menschlichen Bereich gut erforscht. Die Texte darüber füllen ganze

Wände von Bibliotheken. Dabei ist das Prinzip schlicht. Frustrationen im Tierreich gehen mit Lebensbedrohungen einher. Sie treten zum Beispiel auf, wenn ein Tier von einem anderen gejagt oder gebissen wird. Aber die Natur lässt ihre Lebewesen nicht im Stich. Sie gewährt ihnen einen Energieschub zur Verteidigung: *Frustration erzeugt Aggression*. Eine Aggression ist aus biologischer Perspektive nichts anderes als ein Kräftezufluss. Hormone wie Adrenalin werden ausgeschüttet, das sympathische Nervensystem wird stimuliert, die Herztätigkeit angekurbelt, alle Sinnesorgane werden in Alarmbereitschaft versetzt etc.

Psychisch verleihen Wut und Panik (je nachdem) dem Lebewesen zusätzliche Energien. Schließlich gilt es, ums Überleben zu kämpfen. Wobei das passende Mittel der Wahl Tieren fest aufdiktiert ist. Ihr Instinkt sagt ihnen, ob sie mit ihrem Gefährder ringen müssen – wofür sie genügend Wut im Bauch brauchen – oder ob sie vor ihm fliehen müssen – wofür die Panik sie mit Hochgeschwindigkeiten ausstattet. In manchen Fällen auch, ob sie sich tot stellen müssen, wofür ebenfalls Aggressionsgefühle sorgen, die sie vorübergehend „autoaggressiv“ an ihren Bewegungen hemmen. Die Aggression ist nichts anderes als ein vom Schmerz ausgelöster Kraftimpuls zur Überlebenssicherung.

Desgleichen ist sie beim Menschen ebenfalls. Doch wie sich beim Menschen alles Animalische weitet, so sind auch die Bandbreiten von Frustrationen und Aggressionen unvergleichlich größer. Unter Frustrationen verstehen wir bei uns eher Schmerzen der Seele als leibliche Gefahren, und dafür reichen schon eine Beschämung, ein kränkendes Geplänkel, der Triumph eines Rivalen, ein Mauerblümchendasein, ein herber Misserfolg und dergleichen mehr. Letztlich sind solche Attacken auch Bedrohungen, denn sie bedrohen zwar nicht das Leben, aber das Selbstwertgefühl, und da sind Menschen empfindlich.

Es besteht kein Zweifel, dass solche Schmerzen der Seele ebenfalls Aggressionen erzeugen, inklusive dem dazugehörigen physiologischen Programm. Nur ist uns im Kontrast zu den Tieren *nicht* aufdiktiert, wofür wir unseren von der Frustration hervorgerufenen Energieschub verwenden bzw. wohin wir ihn lenken müssen. Wir haben, wie Frankl sagen würde, *die Gelegenheit zur Wahl.*

Die gängigen Möglichkeiten sind vierfach, aber *nur eine davon* ist „höheren Horizonts“, um auf die Worte meines Koautors anzuspielen, und dieses Unverhältnis mag auch seine Frage beantworten.

- Wir haben zum einen die Möglichkeit, denjenigen, der uns frustriert, zurückzuärgern. Mit dem Feind zu ringen wie die Tiere. Nach dem Uraltmotto „Wie du mir, so ich dir“ wird der Streit ausgefochten, und zumeist bleiben zwei Verlierer auf der Strecke. Ist es kein personaler Feind, gegen den wir uns aufbäumen, sondern eine Schicksalsfügung (wie zum Beispiel eine Epidemie), wird gezetert und gewettert über die Ungerechtigkeiten des Schicksals und die Gemeinheiten des Lebens.

• Wir haben zum Zweiten die Möglichkeit der Flucht und der Autoaggression in einem Umfang, wie sie Tiere nicht kennen. Man will die Frustration nicht wahrhaben und steckt den Kopf in den Sand. Weil sie aber wahr *ist* und einen plagt, verfällt man in Depressionen bis hin zu Suizidabsichten, oder man produziert psychosomatische Beschwerden, oder man flüchtet in drogeninduzierte Illusionen. Man unterwirft sich ohnmächtig einem personalen Feind oder man beugt sich zähneknirschend einem grausamen Schicksal.

• Die dritte Möglichkeit wäre eigentlich skurril, wäre sie nicht so traurig. Sie besteht darin, den Frust gleichsam am „Falschen" auszuagieren. Man ärgert sich über A und schlägt auf B ein. Warum? Vielleicht dünkt A zu mächtig, um sich mit ihm anzulegen. Vielleicht steht B nur zufällig im Weg. Vielleicht will man die lodernde Wut, die in einem brodelt, um jeden Preis loswerden, egal, wohin sie fließt. Jetzt ist B frustriert. Wenn B nun dasselbe macht und vor lauter Frust auf C einschlägt, gebiert Leid kontinuierlich neues Leid. Solche Kettenreaktionen sind allgegenwärtig. Manche Menschen reißen sich insofern am Riemen, als sie ihren Groll eher an Dingen austoben, die sie in ihrer Wut zertrümmern, aber viel nobler ist diese Strategie auch nicht.

Eine meiner Patientinnen hat ihre 30-jährige Tochter durch eine Krebserkrankung verloren. Man sollte meinen, dies sei Schmerz genug für eine Mutter. Aber ein zusätzlicher Schmerz addierte sich ihrem Leid auf. Ihr Mann beschuldigte sie in seiner Trauer, schuld am Tod ihres Kindes zu sein, weil in ihrer Familie einige Verwandte an Krebs gelitten hatten. Es sei *ihr* Erbgut gewesen, das der Tochter die Lebenschance geraubt habe. Als die Patientin bei mir saß, war auch ihr Mann bereits verstorben, aber seine Vorwürfe nagten immer noch an ihr.

Nach demselben Prinzip verlaufen wüste Ausschreitungen, bei denen geplündert wird, Brandsätze fliegen etc. Mengenproteste mögen durchaus berechtigt sein, doch Unschuldige und Unbeteiligtes zu schädigen, ist und bleibt Unrecht. Wenn es jemals die Charta eines „Weltethos" geben sollte, wie sie Hans Küng vorgeschwebt hat, dann würde ich dafür plädieren, als erstes Gebot *den Schutz aller Unschuldigen* festzuschreiben. Dieses eine Gebot allein würde praktisch sämtliche kriegerischen Handlungen unterbinden.

In einer weltumspannenden Krisenzeit *muss man sehr genau aufpassen, was man wem ankreidet und wie man sich seinen Mitmenschen gegenüber verhält.* Denn wenn Millionen Menschen frustriert sind, dann breiten sich ungerechte Attacken gegen Unschuldige schneller als ein Virus aus, und Schlechtes gebiert immerfort Schlechtes.

• Das alles klingt wenig tröstlich, gäbe es nicht noch Möglichkeit Nummer vier. Und es war Frankl, der in seinen Schriften konsequent auf diese spezifisch humane Möglichkeit der Aggressionseindämmung hingewiesen hat. Sein Kernsatz lautet:

„Nicht im Dass des Leidens,
sondern im Wie des Leidens
liegt der Sinn des Leidens."

Damit hat er die Botschaft lanciert, dass der Mensch auch einem Kontrahenten oder einer Schicksalslast aufrecht und würdig begegnen kann. Ohne zu fliehen, ohne in pure Gegenaggression zu verfallen und ohne die Leidkette nochmals auszudehnen. Es ist nicht unmöglich, sich niveauvoll mit einem Gegner auszusprechen, wie es nicht unmöglich ist, ein unaufhebbares Schicksal in Würde auf sich zu nehmen.

Freilich könnte man einwenden, dass damit allzu viel von einem schmerzgeplagten Menschen verlangt sei. Woher solle er die Kraft dafür nehmen? Halt – *er hat ja Kraft, sogar überschießende Kraft* aus seinem biologischen „Frustrations-Aggressions-Fonds"! Er braucht nur den Energieschub, den ihm die Natur im Frustrationsfall spendet, in den festen Willen zu investieren, sein Leid nicht zu perpetuieren, sondern in eine großartige menschliche Leistung zu verwandeln, die ihn adelt und Unbeteiligte schont.

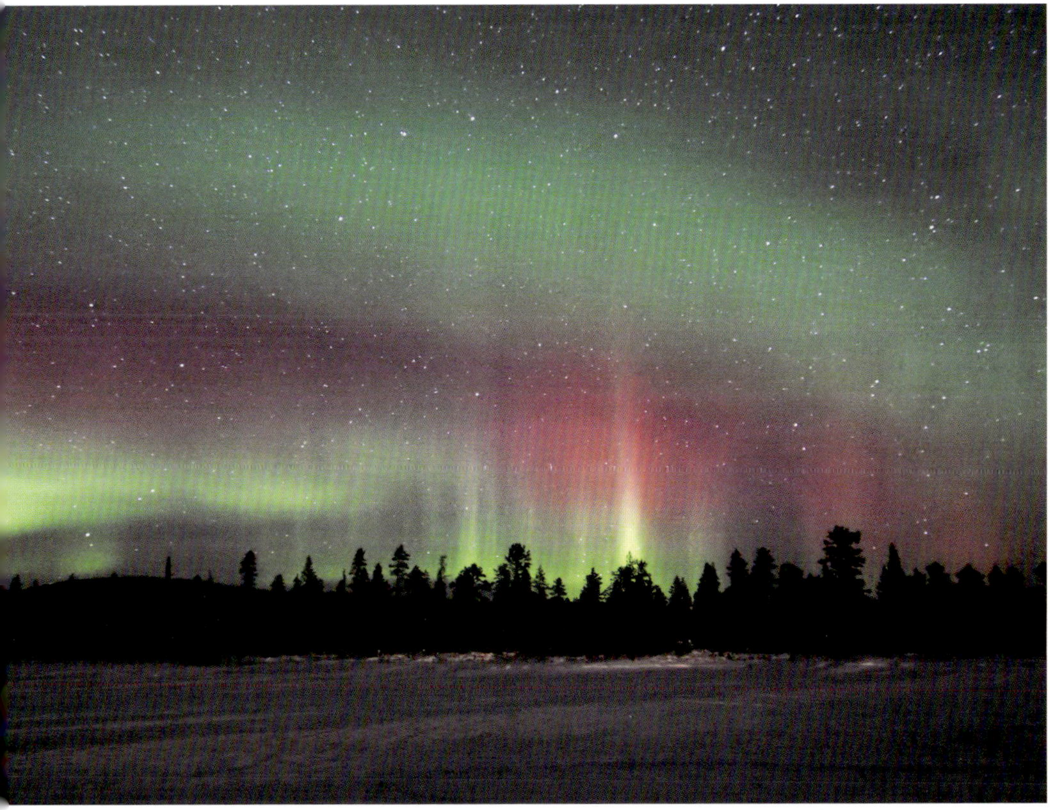

Der Zauber der Welt entsteht bereits in unseren Sehnsüchten.

(Beginnendes horizontnahes Polarlicht nahe Jukkasjärvi, Schweden)

Meine Empfehlung: Vergessen wir diese vierte Möglichkeit nie! Sie ist bloß eine Möglichkeit, mehr nicht, aber sie kann durch jeden von uns zu einem Stück Wirklichkeit werden. Frustrationen geben dazu eine sensationelle Gelegenheit her …

Stressfaktoren umschiffen

Reinhardt Wurzel: Wenn sich umfassende Krisen auftürmen, ob eine erdbebenartige Finanzkrise oder eine Pandemie, bezüglich deren noch kaum Erfahrungen vorliegen, klaffen die Meinungen darüber, wie am besten zu verfahren sei, abrupt auseinander. Niemand ist allwissend. Niemand weiß im Voraus, ob sich seine Vorschläge zur Unheillinderung bewähren werden. Am Ende können sie sich sogar Unheil fördernd auswirken. Menschen in Führungsgremien ziehen in solchen Zeiten ein undankbares Los. Sie galoppieren wie der sprichwörtliche Reiter über den (zugefrorenen) See der Unwägbarkeiten hinweg und müssen ständig darauf gefasst sein, ihre Strategien wieder ändern zu müssen. Es ist sehr viel einfacher, bei Fehlentwicklungen seine Oppositionsstimme zu erheben, als selbst verantwortlich unguten Entwicklungen vorzubeugen.

Die Pandemie, die sich Ende 2019 ankündigte, hat zahlreiche Gegenaktivitäten auf den Plan gerufen, mit bislang gemischten Resultaten. Womöglich werden erst die nächsten Generationen beurteilen können, was davon wert ist, in ein künftiges Handhabungsrepertoire aufgenommen zu werden.

Aufgrund meines Berufes kann ich mir zum Beispiel vorstellen, dass eine human angepasste Isolation infizierter Patientinnen und

Patienen in den Hospitälern zwar unumgänglich ist, aber dennoch ihr psychisches Immunsystem einem Kollaps nahebringt. Da können sich schwerstkranke Patienten nicht aus ihrer Liegestatt fortbewegen, sind in einem Plastikzelt gefangen, umgeben von „Marsmenschen“, deren Gesichter kaum zu erkennen sind, bekommen ihr Essen mit Gummihandschuhen durch einen Schlitz im Plastikzelt gereicht und wissen nicht, ob sie diesen Ort des Grauens jemals wieder verlassen können. Wenn ein alter Mensch mit Vorerkrankungen in einen solchen Albtraum gerät, abgeschnitten von all seinen Lieben und von seinem normalen Alltag, frage ich mich, ob ihn dann ärztliche Maßnahmen tatsächlich noch am Leben erhalten können oder ob sein Lebenswille nicht einfach versickert.

Es liegt mir fern, die Ärzteschaft und alle ihre tüchtigen Assistentinnen und Assistenten zu kritisieren. Die meisten von ihnen kämpfen in Notsituationen bis zur Grenze ihrer Erschöpfung. Ich möchte nur zu bedenken geben, dass die Medizin sich einem kranken Menschen *immer ganzheitlich* zu nähern hat und sich nicht ausschließlich auf körperliche Vorgänge konzentrieren darf. Sonst kommen möglicherweise auf zehn Tote, die zum Beispiel ein Virus hinweggerafft, zwanzig andere, die der Schock und das Grauen umbringen ...

Zum Nachdenken:

„Oft sind es erst die Ruinen,
die den Blick freigeben
auf den Himmel."
(Viktor E. Frankl)

■ ■ ■

Elisabeth Lukas: Es ist sowohl psychologisch als auch philosophisch eine brennende Frage, *wann es einem Menschen nachhaltig gut geht.* Denker haben sich seit Jahrtausenden den Kopf darüber zerbrochen und Theorien dazu gewälzt. Dass der Besitz nur unter gewissen Prämissen dazu beiträgt, ist längst erwiesen. Reichtum, der nicht sinnvoll eingesetzt wird, macht innerlich arm. Mit angenehmen Gefühlen ist es komplexer. Die sind durchaus begehrenswert. Und doch verunglücken Menschen, die sich an dem Motto „Hauptsache, es geht mir jetzt gut" orientieren. Das „jetzt" geht vorüber, das „Gutgehen" auch, und das „mir" bleibt im Vakuum übrig.

Vieles spricht dafür, dass einzig eine Orientierung an Sinn und Werten das „Mir-gut-gehen" vor dem raschen Verwehen bergen kann. Die positive Nachricht ist, dass sogar die Umkehrung stimmt. Innere Hemmnisse wie Ängstlichkeit, Lustlosigkeit, quälendes Verlangen und Ähnliches sind zu überspringen, wenn etwas auf dem Spiel steht, das wichtiger ist als

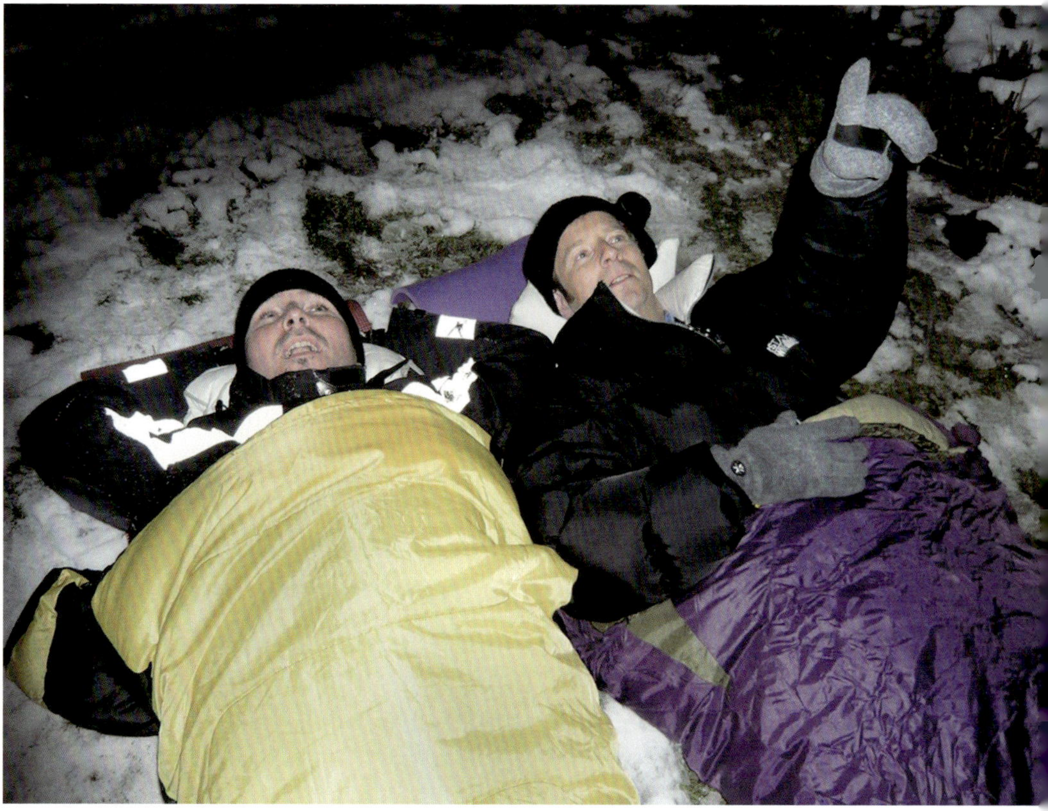

In der Natur! Wo kann Erholung schöner sein?

(Reinhardt Wurzel [rechts] in einer Sternschnuppennacht nahe Nürnberg)

ein angenehmes Gefühl. Es ist fast unglaublich, aber wenn auf das „Mir-gut-Gehen" um eines zu erfüllenden Sinnes willen verzichtet wird, stellt es sich häufig just unintendiert ein.

Dass dies selbst bei Kindern funktioniert, möchte ich anhand einer kleinen Geschichte exemplifizieren.

Als unser Sohn Walter etwa fünf Jahre alt war, unternahmen wir eines Sonntags einen Ausflug in die Voralpen. Mein Mann, Walter und ich wanderten über Flur und Stein und waren spätnachmittags redlich müde. Leider versäumten wir beim Rückweg den Autobus. Folglich mussten wir weitere Kilometer bis zur nächsten Bahnstation „hatschen". Allmählich wurde es ungemütlich. Es begann zu regnen und Walter wurde knatschig. Er weigerte sich zu laufen und wollte getragen werden, wofür er aber schon zu schwer war.

Da hatte ich eine Idee. Ich zeigte auf die Schnecken, die im Regen hervorgekrochen kamen, und sagte zu ihm: „Schau, wie sich die hübschen kleinen Schnecken freuen! Für sie ist der Regen wie eine köstliche Dusche, unter der sie sich erfrischen können. Dabei vergessen sie aber jede Vorsicht und wagen sich auf die Spazierwege hinaus. Dort sind sie in der größten Gefahr, dass Wanderer wie wir, die schnell dahinhasten, sie übersehen und zertreten. Da du klein bist und dich nicht so weit bücken musst wie ein Erwachsener, könntest du vielleicht ein bisschen vorauslaufen und die Schnecken, die dort sitzen, aufheben und ins Gras zurücksetzen. Dann würde ihnen nichts passieren ..."

Walters Herz öffnete sich. Nein, die kleinen Schnecken sollten nicht elend zerquetscht werden! Er eilte von dannen und – du meine Güte! Er absolvierte den restlichen Weg zur Bahnstation mindestens dreimal, so sorgfältig kämmte er ihn auf Schnecken durch, und dies ohne den geringsten Mucks eines Aufbegehrens. *Es ging ihm gut.* Klitschnass, erschöpft, mit schleimigen Fingern, aber strahlend bestieg er schließlich den Zug: Er war „der Retter der Schnecken", er war froh gelaunt. „Wer um ein Warum weiß, erträgt fast jedes Wie" (Friedrich Nietzsche).

Man darf sein Wollen und Handeln nicht nach dem eigenen höchstmöglichen Lebensglück rechtfertigen. Erst wenn man sich zärtlich zur Welt hinwendet, in einem selbstüberschreitenden Akt der Zuwendung zu einem „Nicht-Ichhaften", ist uns Gutgehen verheißen. Das bedeutet aber auch, dass uns im Extremfall, wenn es uns ausgesprochen miserabel geht und uns Äonen von jeglichem Gut-Gehen trennen, *eine Sinnintention noch einen Letzthalt offeriert.* Wer um ein Warum seines Überlebens (auch einer Viruserkrankung) weiß, hält auch noch das Wie (schaurige ärztliche Maßnahmen) aus.

Die empirische Sinnforschung, die insbesondere Tatjana Schnell von der Universität Innsbruck mit Hilfe ihres Teams vorangetrieben hat, hat den engen Konnex zwischen einem sinnerfüllten Leben und persönlichem Gutgehen verifiziert. In einer langen Skala von Korrelationen hat sich Schwarz auf

Weiß bestätigt[3], was Frankl Jahrzehnte zuvor intuitiv vorweggenommen hat. Einiges davon sei in aller Kürze aufgelistet:

Menschen, die ein sinnerfülltes Leben führen,

- haben weniger psychische Probleme als andere;
- sind seltener ängstlich und depressiv als andere;
- leiden weniger unter posttraumatischen Belastungsstörungen als andere;
- berichten weniger über Beeinträchtigungen ihrer körperlichen Funktionstüchtigkeit als andere;
- erkranken selten an Alzheimer-Demenz, und wenn, dann verläuft ihre Erkrankung moderat (vgl. Helga Rohra!);
- sind aufgeschlossen für Gesundheitsvorsorge;
- sind motiviert zu gesundheitsförderlichem Verhalten;
- akzeptieren notwendige Anstrengungen und Einschränkungen;
- können Stress gut abfedern;
- verfügen über hohe „neuronale Reserven“ im Alter;
- können destruktive Folgen von Schicksalsschlägen kompensieren;
- berichten oft über Wohlbefinden und positive Lebensqualität;
- neigen weniger zu Suchtphänomenen als andere;
- ziehen sich bei Krebserkrankungen nicht von sozialen Kontakten zurück;

3 Tatjana Schnell, „Psychologie des Lebenssinns“, Springer, Berlin – Heidelberg, 2016.

- sind zugunsten sinnvoller Tätigkeiten auch bereit, niedrige Positionen oder niedriges Gehalt in Kauf zu nehmen;
- zeigen kaum Verzweiflung gegen Lebensende und haben selten den Wunsch nach Sterbehilfe;
- erleben ihre Existenz als bedeutsam und glauben an die Wirksamkeit ihres Handelns und ihrer Entscheidungen;
- empfinden ihre verschiedenen Lebensbereiche als kohärent (schlüssig) und nicht einander im Wege stehend;
- fühlen sich zugehörig zu Familie, Freunden, Volk, Religion etc. und nicht entfremdet oder als Außenseiter;
- fühlen sich mitverantwortlich für das Wohl von Gruppen und wissen, dass sie gebraucht werden;
- sind wenig wankelmütig und werden von keinen Dauerzweifeln befallen;
- behalten auch in schwierigen Situationen ihre Grundausrichtung bei und verfolgen geradlinig ihre Ziele.

Obwohl das psychometrische Inventar der Psychologie den Bezug zu einem transsubjektiven Sinn nicht hinreichend erfassen kann, sind die genannten Ergebnisse doch überaus beeindruckend. Sie untermauern die alte Weisheit, dass es im Grunde *nicht auf einen Stressfaktor ankommt, und sei er noch so grässlich,* sondern allein darauf, wie man ihn interpretiert, ob man jenseits von ihm (und mitunter sogar in ihm) eine Sinnstiftung erkennen kann und ob man sich resolut und unbeirrt auf solch Sinnstiftendes hin orientiert.

Was das psychophysische Parallelgeschehen in einem ernsthaften Krankheitsfall betrifft, so sind Physis und Psyche nicht notwendigerweise gleichanteilig beteiligt. Viele Krankheiten sind hauptsächlich körperlich verursacht (somatogen), und die Psyche erbebt lediglich mit. Manche Krankheiten sind vorwiegend psychisch bedingt (psychogen) und wirken sich nur tangierend auf das Organische aus. Aber was auch immer dominiert, stets gibt es die „Zutat“ der geistigen Person. Denn ihr ist etwas Schwerwiegendes aufgebürdet, und sie muss es tragen.

In gläubigen Kreisen habe ich öfter den Satz gehört, dass einem nicht mehr aufgebürdet wird, als man tragen kann. Das ist ein ehrfürchtiges Credo, das ich nicht zu kommentieren wage. Eines jedoch kann ich mit Sicherheit aussagen: Der Mensch vermag (insbesondere unter dem Sinnaspekt) geistig ins Tragen-Können hineinzureifen. Und wird seine Bürde dann irgendwann leichter oder empfindet er sie als leichter, so reift er nicht mehr zurück – er hat an Tragekraft zugelegt. Er ist vielleicht nicht genesen, aber er ist mitsamt seiner Bürde innerlich gewachsen.

Das Einzige, das solches Wachstum im Geistigen abwürgt, ist *Schwarzseherei*. Vielleicht ist den Leserinnen und Lesern aufgefallen, wie oft Ängste und Depressionen im selben Atemzug genannt werden. Dabei besteht zwischen beiden Krankheitsformen ein erheblicher Unterschied. Pathologische Ängste regen fürchterlich auf, erhöhen die seelische Spannung auf ein unerträgliches Maß. Der von ihnen Besessene befindet sich permanent in Sprungpose zur Flucht vor irgendwelchen anvisierten Ungeheuerlichkeiten. Depressionen hingegen unterhöhlen jegliche Agilität. Im depressiven Modus sinkt die Vitalspannung ab, und es breitet sich eine lähmende Lethargie aus, die selbst die kleinsten „Sprünge" untergräbt, egal, wohin.

Eine Gemeinsamkeit allerdings verbindet die beiden Krankheitsformen, und das ist eben die Schwarzseherei. In beiden Fällen wird der Zukunft vorwegnehmend jedweder Lichtfunke ausgeblasen.

Nicht umsonst hat der Seelenarzt Frankl einen „tragischen Optimismus" eingemahnt. Und einem solchen kommt, wie mir scheint, das oben genannte Credo sehr nahe …

Versöhnung und Vertrauen

Reinhardt Wurzel: Es ist verständlich, dass wir das In-Angriff-Nehmen lästiger Hürden und zu überwindender Herausforderungen am liebsten hinauszögern oder zu umgehen versuchen. Insgeheim bangen wir vor einem üblen Ausgang. Dieses Risiko erschreckt uns, auch wenn die Notwendigkeit, also die „Not, etwas zu wenden" uns klar vor Augen liegt. Doch dann erleben wir, dass ein äußerer Zwang zur Wende drängt. Wir können uns nicht mehr länger davor drücken, aktiv zu werden. So groß die Hürden auch sein mögen, wir müssen handeln.

Jetzt geht es darum, den ersten Schritt *im Vertrauen* zu wagen. Das Vertrauen muss sich gar nicht auf einen Sieg in irgendeiner Angelegenheit richten. Unser „Sieg" liegt bereits darin, diesen notwendigen Schritt vertrauensvoll gewagt zu haben. Manchmal lösen sich allein dadurch schon verhängnisvolle Knoten wie von selbst auf, und wir gehen die Angelegenheit schwungvoll und befreit an.

Wer von Urvertrauen beseelt ist, hat es leicht. Er blickt hundert Mal vertrauensvoll nach vorne und wird einige wenige Male enttäuscht. Das ist viel besser, als hundert Mal aus lauter Bangen vor Enttäuschungen einen wichtigen Aufbruch zu versäumen und daher nur wenige Male an Zielen anzukommen.

Zum Nachdenken:

„Ohne deine Zustimmung
kann dir niemand das Gefühl geben,
minderwertig zu sein.“
(Eleanor Roosevelt)

▪ ▪ ▪

Elisabeth Lukas: Da nur der Mensch als geistbegabtes Wesen Zugang zur Sinnfindung hat, kann auch nur der Mensch an der Widersinnigkeit scheitern. Das Scheitern ist die Kehrseite unseres Privilegiums, Mensch zu sein.

Es gehört zum realistischen Vollbild unseres Daseins, sowohl unsere Mängel zu bekennen, als auch unsere Ressourcen zu registrieren. Beides hinterlässt seine Abdrücke in unserem alltäglichen Lebensstil. Die Kunst besteht darin, die Vorherrschaft unserer Mängel herunterzuschrauben und den Pool unserer Ressourcen auszuschöpfen.

Im Zuge von Pandemien gewinnen physische und psychische Vorschäden an Wichtigkeit. Es ist nur logisch, dass sich ein Infekt umso perfider auswirkt, je geschwächter ein Organismus ist. Kommt ein löchriges Nervenkostüm dazu, senkt sich die Krankheitsresistenz gegen null. Robuste physische und psychische Konstitutionen leisten hingegen üppigen Widerstand gegen ungebetene Eindringlinge.

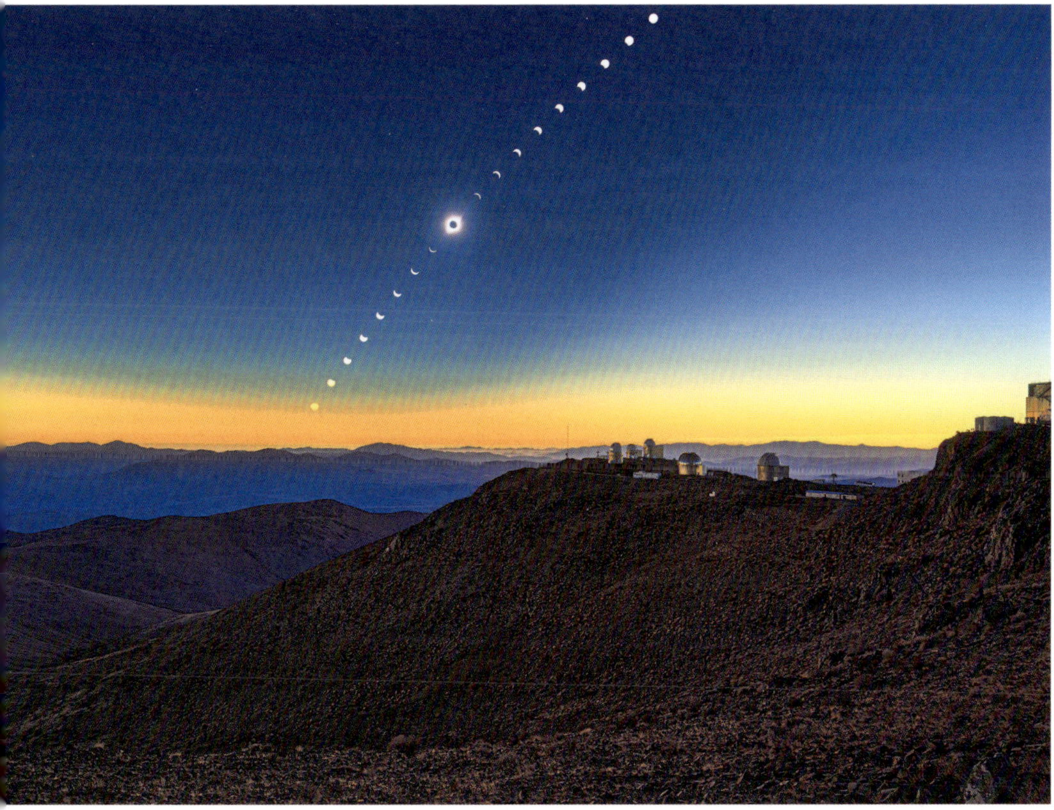

Finsternis – aber die denkbar schönste.

(Totale Sonnenfinsternis mit der Sonnencorona
über den Riesenteleskopen von La Silla, Chile)

Die optimale Prophylaxe besteht deshalb in einem dynamisch-elastischen Lebensstil, der, wie Frankl sagen würde, zwischen *dem, was ist,* und *dem, was sein soll,* vibriert – das Seiende versöhnlich akzeptierend und das Gesollte vertrauensvoll anpeilend. Das Sein ist quasi der Output unserer bisherigen Vergangenheit. Das Soll ist der erwünschte Input unserer Zukunft. Versöhnung mit der Vergangenheit und Vertrauen in die Zukunft sind wie zwei starke Pfeiler, zwischen denen die „Hängematte" der Gegenwart aufgespannt ist, in der man zwar hin- und herschaukelt, aber nicht sogleich herauspurzelt. Wenn *ein* Pfeiler allerdings einknickt und die „Hängematte" in Schieflage gerät, wird es brenzlig.

Während meiner Praxisjahre habe ich Tausenden von Patientenerzählungen gelauscht. Natürlich sind biografische Reminiszenzen eingefärbt: unbewusst nach Anschauungen und vorgefertigten Hypothesen, und bewusst in Hinblick auf den Zuhörer und die eigene Auswahl. Trotzdem sind aus ihnen *Lebensstilmuster* zu dechiffrieren, die zum Teil erklären, wie es zu gewissen Vorschädigungen gekommen ist und was sie vermieden hätte. Es sei mir gestattet, den Leserinnen und Lesern drei solcher Lebensstilmuster zu unterbreiten, um sie vor ihnen zu warnen. Psychophysische Vorschäden können zwar lange unbemerkt bleiben, doch im Verbund mit heftigen Angriffen auf die körperliche Immunität werden sie zum „Zünglein an der Waage", das aus der vegetativen Stabilität hinauskatapultiert.

Lebensstilmuster „Willensdisregulation"

Mit dem menschlichen Willen haben sich zahlreiche wissenschaftliche Studienprojekte befasst. Eines der interessantesten Ergebnisse war, dass es einen enormen Unterschied ausmacht, ob sich jemand für willensfrei hält oder nicht. Wer an seiner Willensfreiheit zweifelt, ist laut Studien eher zu unmoralischen Handlungen bereit (er kann ja nichts dafür …) und eher undankbar für ihm erwiesenes Gutes (die anderen konnten ja nicht anders …). Eine bei sich selbst diagnostizierte Willensschwäche verleitet also zu drastischem Fehlverhalten.

Unter denjenigen, die sich im Kontrast dazu für willensfrei halten, gibt es wiederum eine Untergruppe, die meint, buchstäblich alles nach ihrem Willen hinpressen zu können. Es ist nicht ohne Pointe, dass auch sie eher zu unmoralischen Handlungen bereit ist (bloß um ihren Willen durchzusetzen …) und eher undankbar für empfangenes Gutes ist (das sie als indirektes Resultat ihres eigenen Willens deklariert …). Eine bei sich selbst diagnostizierte Willensgewalt verleitet also ebenfalls zu drastischem Fehlverhalten.

Einseitigkeiten sind stets durch Gegenläufigkeiten auszugleichen. Hat jemand eine zu geringe Meinung von seiner Willenskraft und unterwirft er sich folglich fatalistisch Fremdeinflüssen, so ist dieser Automatismus dringend zu durchbrechen. Er muss endlich lernen, sich auf seine eigenen Füße zu stellen und eigenverantwortliche Entscheidungen zu treffen. Ist seine

Ansicht über seine Willenskraft hingegen überzogen und versucht er folglich seine Ziele fanatisch zu erzwingen, ist auch dieses Gehabe zu überwinden. Er muss endlich lernen, dass vollendetes Gelingen Geschenkcharakter hat und jede überzogene Intention just das Intendierte außer Reichweite bugsiert.

Was brauchen beide „Typen" für dieses „endlich lernen"? *Eine gute Portion Versöhnung und Vertrauen.* Der eine muss darauf vertrauen, dass er selbst wollen und richtige Entscheidungen treffen kann. Und der andere muss darauf vertrauen, dass sich Dinge „irgendwie" richtig fügen werden, die außerhalb seiner Macht liegen. Während der eine sich versöhnen muss mit der Last seiner Verantwortung, muss sich der andere mit dem allwaltenden Schicksal und der Tatsache versöhnen, dass sich vieles sowohl seinen Wünschen als auch seinen Möglichkeiten entzieht.

Lebensstilmuster „Vergeudete Zeit"

Lebenszeit zählt zum Wertvollsten, das wir haben. Ein schlechtes Haushalten mit ihr ist tragischer, als wenn Geld unsinnig verschleudert wird. Denn Geld ist eventuell wieder beschaffbar; verlorene Zeit hingegen ist es nicht. Die Unwiederbringlichkeit unserer Tage verleiht deren Verplanung Gewicht. Was wir zu planen versäumen, nehmen wir mit ins Grab.

Wann aber muss man Zeit als vergeudet und verloren erachten? Das ist *relativ:* Es hängt ab von der je einzigartigen Person und der je einmaligen Situation. Es ist wie beim Schachspiel: Ein Zug ist dann ungünstig, wenn er – *abhängig von der Konstellation der Figuren auf dem Brett* – dazu führt, dass eine Figur verloren geht. Auch sie kommt nicht mehr zurück.

Ich weiß noch, wie unser Lehrer uns Schulkindern einst Relativität erklärt hat. Er sagte: Im Norden von Wien liegt Ernstbrunn. Im Süden von Wien liegt Traiskirchen. Will jemand von Traiskirchen nach Wien gelangen, muss er sich nordwärts halten. Will er von Ernstbrunn nach Wien fahren, muss er Straßen einschlagen, die nach Süden führen. Wenn ich also frage: „In welcher Richtung geht es nach Wien?", dann ist diese Frage nicht pauschal zu beantworten. Denn die Richtung nach Wien ist *relativ* zum jeweiligen Standort der Person. Trotzdem kann die Richtung *nie beliebig* gewählt werden. Wer aus Traiskirchen kommt, kann Wien *nur* nordwärts erreichen, und wer aus Ernstbrunn abfährt, *nur* südwärts. In falscher Richtung verfehlt er Wien.

Genauso ist es mit der Verwendung der uns zur Verfügung stehenden Zeit. Ein pauschales Rezept gibt es nicht, aber Beliebigkeit in einem vertretbaren Sinne auch nicht. *In Relation* zu unserem jeweiligen gesundheitlichen Zustand und den jeweils zu erledigenden Aufgaben *gibt es immer nur eine optimale Nutzung.*

Eine sehr vernünftige Daumenregel für den heilsamen Umgang mit der Zeit lautet:

Wechsle arbeitsintensive Stunden
mit meditativen Stunden,
pendle zwischen Hingabe und Erholung,
schwinge dich ein in einen
deinem Körper und deiner Seele adäquaten Rhythmus
und überstrapaziere ihn
weder auf die eine noch auf die andere Weise.

Das ist heutzutage leichter gesagt als getan. Die Freizeitindustrie bombardiert Alt und Jung mit multimedialen Angeboten. Vieles, was die Werbung an uns heranträgt, ist offen gesagt Mist, und Mist stiehlt Zeit. (Wer Angst hat, dass ein Virus seine Zeit abkürzt, möge bedenken, dass die Beschäftigung mit Mist genau das Gleiche macht.)

Die „Explosion des Wissens" nötigt jedermann eine bedachtsame Auswahl dessen ab, was er wissen will und worauf er verzichten kann. Aber im Prozess des Verzichtens ist unsere Generation nicht eingeübt. Die Implementierung moderner Informationstechnologien hat zu einer Verwischung der Grenzen zwischen Arbeits- und Privatleben geführt. Aber kaum jemand ist darin geschult, selbständig wieder Grenzen einzuziehen.

Dies alles sind Erschwernisse auf dem Weg zu einer psychohygienisch bekömmlichen Tageseinteilung.

Zudem reduziert ein dicht gedrängtes Tagesprogramm die Vorbedingung für spontane Einfälle und unmittelbare Einsichten in komplizierte Zusammenhänge, wie sie nur auftre-

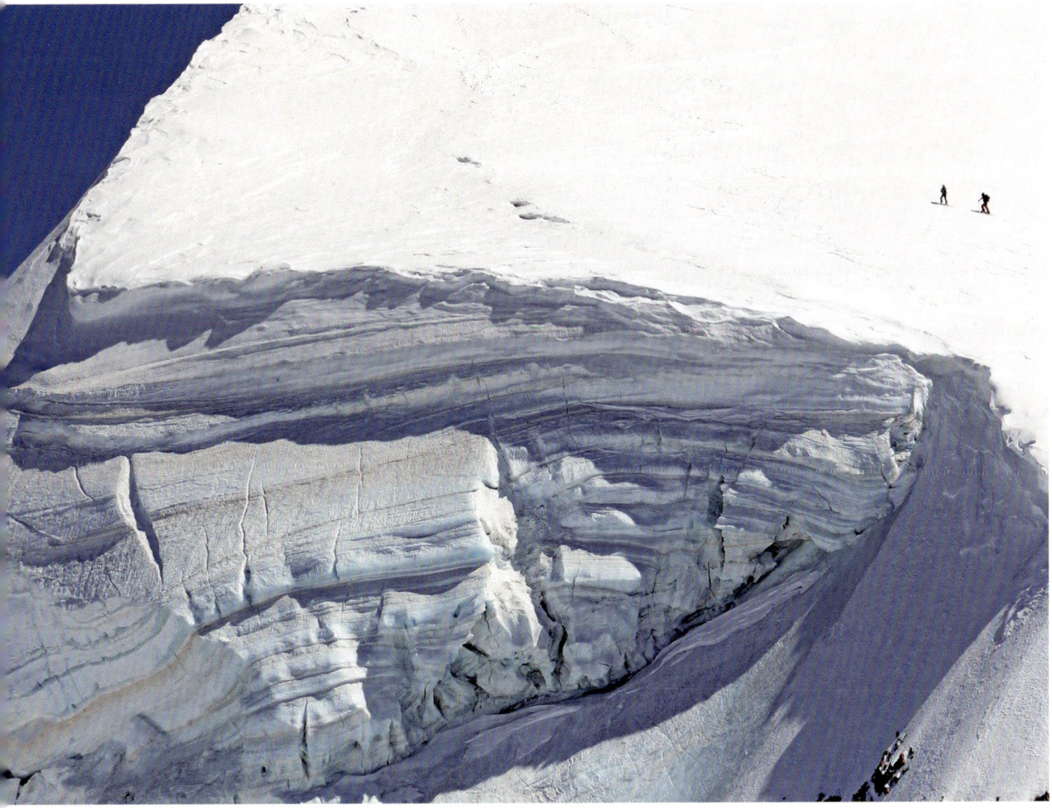

Aufsteigen ist beschwerlich. Der Gipfelerfolg ist die Mühe wert.

(Bergsteiger am Kleinmatterhorn bei Zermatt, Schweiz)

ten im Zustand der Abschirmung von außen und des inneren Stillwerdens. Solange Oberflächliches nicht ausgefiltert ist, bleibt Tieferes verhüllt.

Ich wüsste ein prima Gegenmittel: Man könnte täglich einen Spaziergang an der frischen Luft absolvieren. Dabei könnte man ohne Berieselung im Ohr, ohne klingelndes Smartphone in der Tasche und sonstige Ablenkungen die Gedanken einfach schweifen lassen und eine Weile „für sich sein". Das allein würde schon viele Verkrampfungen lösen. Nur ist Einfachheit kein Hit unserer Epoche. Selbst an Wochenenden sind die „grünen Lungen" rund um die Großstädte oftmals ziemlich menschenleer. Freilich gibt es auch Gegenbeispiele gerade aus der jüngsten Zeit: Mancherorts ist, mitbedingt durch die Beschränkungen in der Corona-Pandemie, das Verlangen nach Stille und Bewegung in der Natur wieder gestiegen – ein Trend, der hoffentlich anhält, der aber auch die Schaffung entsprechender Rahmenbedingungen braucht.

Ungeachtet solcher aufs Ganze noch zaghaften Trends wuchern Unkonzentriertheit und Übererregbarkeit, die der heutigen Jugend attestiert werden, weiterhin auch unter vielen Erwachsenen, die am Rande des Ausgebrannt-Seins dahinmanövrieren. Das ist mit Blick auf zu entstehende Vorschäden körperlicher und seelischer Art kein gutes Zeichen. Dem ist in den Anfängen zu wehren. Konzentriert und besonnen ist man nur im *Status der Gegenwärtigkeit*, und das bedeutet, dass *Vergangenes und Zukünftiges in Ruheposition gestellt werden müssen,* damit man die Gegenwart ungestört auf ihre sinnvollsten Optionen hin abtasten kann. Es bedeutet, dass Vergangenes liegen darf, wo es liegt, ohne mit Aversionen belegt zu sein, die einen ständig einholen; und dass Zukünftiges warten darf, bis es an der Reihe ist, ohne besorgt vorweg gefürchtet zu werden.

Konzentriert und besonnen lebt man sein Leben, wenn man versöhnt ist mit dem, was man in seine Zeit nicht (mehr) hineinpacken kann oder falsch hineingepackt hat, und das Vertrauen hat, dass dennoch die eigene Zeit für dasjenige reichen wird, wofür man „vorgesehen" ist und was sich einem in den Utopien des eigenen Herzens offenbart.

Lebensstilmuster „Existenzielle Gleichgültigkeit"

Unsere „Sinnbewusstheit" ist herabgesetzt. Gleichnishaft könnte man sagen, der Sinn ist wie die Luft: Wir nehmen unser Atmen kaum bewusst wahr; allein, wenn die Luft knapp wird, wird es kritisch.

Menschen, die ein sinnerfülltes Leben führen, sind im Allgemeinen glücklich. Sie erklären nicht explizit: „Mein Leben hat Sinn", sondern sie erklären ihr Glück mit vielerlei Schätzen wie Freude am Beruf, harmonischen Beziehungen oder Genuss bereitenden Hobbys. Menschen, die kein sinnerfülltes Leben führen, sind im Allgemeinen unzufrieden. Auch sie erklären nicht explizit: „Mir fehlt es an Sinn im Leben", sondern sie nörgeln an Umständen und Mitmenschen herum und beschuldigen sie, ihnen den Anlass für ihre Unzufriedenheit zu liefern. Dass sie sich damit unbeliebt machen, verstärkt ihre Unzufriedenheit und ihre soziale Isolierung.

Auf die nachlassende Erlebnisqualität ihres Lebens reagieren Menschen, deren Sinnerfüllung sich verdünnt, entweder neurotisch oder depressiv. Bei der neurotischen Variante suchen sie nach immer hochpeitschenderen Erlebnissen und greifen auch nach krankmachenden Stimulanzen, um noch irgendeinen „Kick" zu fühlen, der sie aus ihrer inneren Öde herausreißen könnte. Bei der melancholischen Variante verschanzen sie sich hinter einem Panzer von Gleichgültigkeit. Ihre Liebesfähigkeit verglimmt.

Was der gesunde Mensch in seiner Geistigkeit aus sich heraus setzt, ist Kultur. Und zur Kultur gehören sowohl die Arbeitsfähigkeit als auch die Liebes- und die Leidensfähigkeit. In der Gleichgültigkeit schrumpft dies alles. Oft wird weiterhin gearbeitet („funktioniert"), um Geld zu verdienen, aber ohne Elan, ohne Begeisterung, mit Lauheit und Desinteresse. Wer nichts und niemanden liebt, stumpft ab. Fremdes Leid berührt ihn nicht mehr, und eigenes Leid motiviert ihn nicht mehr, eine Kehrtwende zu vollziehen. Er verkriecht sich in der Kajüte seines Lebensschiffchens und überlässt es Wind und Wellen, sein Schiff ziellos übers Meer oder an Klippen zu treiben. Die Schäden am Schiffskörper häufen sich …

Wir Psychotherapeuten wären ziemlich hilflos, wenn uns nicht Frankl mit einer Serie von Therapieempfehlungen für eine solche Klientel ausgestattet hätte. Trotzdem ist es nicht leicht, die Sinnvitalität von Patienten steigern zu helfen.

Der erste Schritt ist, sie mit ihrer Unzufriedenheit auszusöhnen. Nein, es sind nicht die Umstände und die anderen Menschen, die daran Schuld tragen. *Es ist die eigene geistige Geistigkeit und Mündigkeit, die Sinn ersehnt.* In der ungestillten Sehnsucht läutet eine Alarmglocke, und sie wird erst verstummen, wenn dieser Sehnsucht genügend Nahrung und Antwort gegeben wird.

Um die Sensibilität und Beeindruckbarkeit solcher Personen zu erhöhen, werden sie konsequent angeleitet, über ihren Tellerrand hinaus zu schauen. Sie finden nichts, dem sie einen Wert beimessen könnten? Nur Geduld, eine sinnvolle Möglichkeit wird an ihre Türe anklopfen. Raus aus der Kajüte und hoch hinauf auf den Mast – von dort aus sieht man weiter! Das Vertrauen wird angezapft. Solange sich nichts von Wert zeigt, besteht die sinnvollste Möglichkeit eben darin, sich pfleglich aufzuheben für jenen luziden Augenblick, in dem etwas Wertvolles aus dem scheinbaren Nichts heraustreten wird.

Eine meiner Patientinnen war Witwe, Rentnerin, Hausbesitzerin – und ständig leidend. Ständig befiel sie irgendein Zipperlein. Sie war lästiger Gast in sämtlichen Arztpraxen in ihrer Umgebung.

Einmal kam sie wegen zwei gebrochener Zehen ins Krankenhaus, wovon sie mir des Langen und Breiten erzählte. Ich stoppte ihren Redefluss und bat sie, mir etwas von den anderen Patienten auf ihrer Krankenstation zu berichten. Gipsbeine, geschiente Knochen, fixierte Ellbögen, gespreizte Schultern, mit Verband umwickelte Handgelenke etc. kamen zur Sprache. „Wenn diese Leute entlassen werden, wissen sie nicht, wie sie sich bei den jetzigen winterlichen Temperaturen anziehen sollen", bemerkte die Frau. „Sie kommen in keinen Ärmel und in keinen Handschuh hinein. Sie bräuchten eigens angefertigte Wärmeumhänge."

Das war unser Schlüsselwort! Eine halbe Stunde lang konferierten wir darüber, wie solche Wärmeumhänge fabriziert werden könnten, mit welchen Befestigungen, aus welchem Material … Und siehe da, die alte Dame entpuppte sich als Strickexpertin! Nach unserem Gespräch marschierte sie ins Krankenhaus zurück, nahm bei den Patienten ihrer Station rundum Maß, kaufte reichlich Wolle ein und strickte wie wild, um die Nächsten, die nach Hause durften, mit einem entsprechenden Umhang zu versorgen. Sie war der Gleichgültigkeit entrissen!

Später erfuhr ich, dass man sie fortan in den umliegenden Arztpraxen vermisste (keine Wehwehchen mehr?), während das Krankenhauspersonal sie ins Herz schloss. Zum Jahresende wurde ihr von der Stationsleiterin ein Korb voller Leckerbissen überreicht. Mit einem Glas Sekt wurde auf ihre Wiedergenesung angestoßen. – Dass sie auch *seelisch* wieder genesen war, wusste allerdings nur ich.

Es ist, wie einer meiner Kollegen, Alexander Batthyány, in einem Buch geschrieben hat[4]:

„Geld kann man nur ausgeben,
soviel man *hat*.
Liebe kann man ausgeben,
soviel man *will*."

Man kann mit ihr sogar mitten aus der Lieblosigkeit heraus in Vorleistung gehen … und die Lieblosigkeit verflüchtigt sich. Ein Wunder? Ja, ein Wunder.

4 Alexander Batthyány, „Die Überwindung der Gleichgültigkeit. Sinnfindung in einer Zeit des Wandels", Kösel, München 2017.

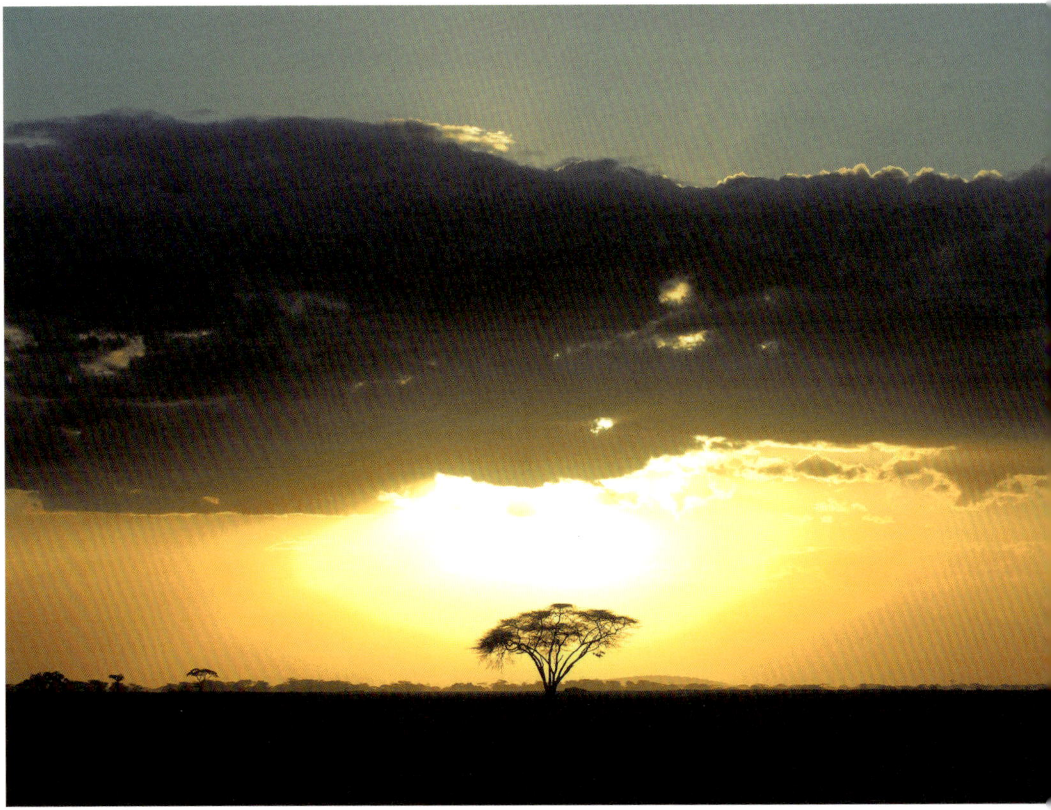

Licht am Ende eines „Tunnels“.

(Abendliche Lichtspiele im Amboseli-Nationalpark, Kenia)

Jeder Beitrag zählt

Reinhardt Wurzel: Meine Koautorin hat etliche Zutaten zur Stärkung des seelischen Immunsystems zusammengetragen. Sie hat überzeugend dargelegt, dass ein blindes Wüten über Leid noch mehr Leid produziert und ein dem Glück Nachjagen noch mehr Unglück hereinholt. Vor allem hat sie das Augenmerk darauf gelenkt, dass ein Leben unter dem Banner der Sinnausrichtung gegen vielerlei „Ausrutscher" gefeit macht, die langfristig Leib und Seele vorschädigen (was im Infektionsfall ernste Folgen nach sich zieht).

Beachtenswert ist auch ihre Feststellung, „dass man für sich und andere sorgen soll, aber nicht *sich* um sich und andere sorgen soll". Man könnte auch abgekürzt sagen: „Kümmere dich, aber *be*kümmere dich nicht!" Kurzum: „Tue das Deine, aber tue es ohne Angst!"

Zur Erinnerung lasse ich einige ihrer Vorsorgetipps noch einmal Revue passieren:

1. Man gedenke vorhandener (Rest-)Ressourcen in Dankbarkeit und begreife, dass nichts selbstverständlich ist.
2. Wer sich als „Antwortender" versteht, umrundet unfruchtbare Warum-Fragen und nimmt gestaltend das Heft in die Hand.

3. Man wisse, dass die Verbundenheit mit geliebten Personen nicht an Nahkontakte gebunden ist, sondern über Trennungen und sogar über den Tod hinweg bestehen bleibt.
4. Die Vergänglichkeit unseres irdischen Daseins ist gleichsam der Motor, der uns drängt, bewusst und initiativ zu leben.
5. Wo ein Grund zur Klage vorliegt, ist eine Wertesichtigkeit gegeben, die das Klagen in den Dienst am gesichteten Wert ummünzen kann.
6. Alleinstehende und alte Menschen müssen nicht unter ihrer Einsamkeit leiden, sondern haben die Chance, der Mit- und Nachwelt zum Vorbild zu werden.
7. Der Humor trickst überflüssige Ängste aus und hilft überquellende Gefühle zu beherrschen.
8. Not und Langeweile sind psychische Stressoren, gegen die nur eine ehrliche und beständige Suche nach Sinn schützt.
9. Wer in regelmäßigen Abständen in die Stille geht, vernimmt die Wegweisungen seines Gewissens und findet selbst aus Verirrungen und Verstrickungen wieder heraus.
10. Einstellungskorrekturen helfen, die Realität weniger zu verkennen und sich zu der Person zu entwickeln, die man sein möchte.

Es sei mir erlaubt, von meiner Seite aus noch einen Punkt anzufügen: Das Zuviel ist genauso übel wie das Zuwenig. Was zahlreiche Völker zu wenig haben, hatten wir bei uns Jahrzehnte lang zu viel. Die Zeit ist überreif, dieses Ungleichgewicht auszutarieren. Wer mit weniger Wohlstand und viel Zufriedenheit ausgestattet ist, ist eher immun gegen den Ansturm von Krisenfaktoren, mögen sie von außen angeflogen kommen oder den eigenen Schattenseiten entsteigen.

▪ ▪ ▪

Zum Nachdenken:

„Dinge, die wir besitzen, bewahren selten den Zauber,
den sie hatten, als wir sie erstrebten."
(Plinuis)

▪ ▪ ▪

Elisabeth Lukas: Die Erfahrung lehrt, dass es nichts Schlechtes gibt, dem nicht auch etwas Gutes entspringen könnte. Schlecht genug ist die Menschheit derzeit beisammen. Trauen wir ihr zu, dass sie mit vereinten Kräften Gutes daraus schöpfen wird. Für das Schlechte hätte es das Corona-Malheur nicht gebraucht. Umweltverschmutzungen, Klimaturbulenzen, Schädlingsplagen, Flüchtlingsströme und politische Zerwürfnisse hätten voll ausgereicht. Allein schon der kontinuierliche Verlust von Wald ist dramatisch. Ist der Wald doch sozusagen der Kreißsaal der Menschheit, deren Vorfahren auf Bäumen gelebt haben, und nährt er sie bis heute ammengleich mit dem lebensnotwendigen Sauerstoff.

Mit der Corona-Pandemie ist jedoch etwas deutlich geworden, das sich vorher nicht so prägnant im Erkenntnisradius von Millionen abgebildet hat, nämlich *die Grenzüberschreitung der Probleme.* Was sich in der kontinuierlichen Erderwärmung bereits länger zeigt, sehen wir nun mit nochmals geschärfter Präzision: Wir sind *eine* Menschheit! Wir gehören zusammen. Wir sind eingeladen, in gemeinsamer Anstrengung unser Dasein zu erhalten und zu gestalten. Was jetzt angesagt ist, ist eine heilsame Nachdenklichkeit *en masse.*

Als Frankl geradezu prophetisch geäußert hat, nach Jahrtausenden sei man zum Ein-Gott-Glauben vorgestoßen, und nunmehr sei es höchste Zeit, *zum Glauben an die eine Menschheit zu gelangen,* ahnte er nicht, als *wie* brisant sich dieses Anliegen einmal offenbaren würde. Es ist der Kairos der Stunde, zu verstehen, dass die gegenseitigen Vorurteile und Animositäten aufhören müssen, weil jeder Mensch eine wertvolle Person ist, unabhängig von seiner Nationalität und Herkunft, seiner Religions- oder Parteienzugehörigkeit. Und dass es unser Auftrag ist, einander zu helfen *und nichts als zu helfen,* und zwar genauso Grenzen überschreitend, wie es die Probleme der Gegenwart sind.

Jeder kann in seiner Winzigkeit damit anfangen. Das ganze Weltall ist aus Winzigkeiten aufgebaut, und jede Winzigkeit zählt. Panik und Pessimismus helfen niemandem. Schimpfen und Streiten auch nicht. Und die gigantische Anspruchshaltung, dass Vater Staat alles richten soll, ist absurd. Auch die Spitzenmanager sind weder Hellseher noch Goldesel, sondern in Zwickmühlen verfangene Führungskräfte, die etwas leisten sollen, für das sie in keiner Weise vorbereitet worden sind. Zweifellos werden sie manche Fehlentscheidungen treffen. Doch: Ankreiden ist leicht, klüger machen ist schwer – und im Nachhinein urteilen ist immer ein Quäntchen unfair.

Konzentrieren wir uns lieber auf alles, was in unserem eigenen Freiheits- und Verantwortlichkeitsbereich liegt. Man kann Großes im Kleinen vollbringen. Wer tätig etwas zur Sorgenlinderung beitragen kann, möge es tun. Wer mit Segenswünschen begleiten kann, möge es tun. Wer Souveränität und Gelassenheit ausstrahlt, trägt konstruktiv zur allgemeinen Stimmungslage bei. Wer von der Gleichgültigkeit zu solidarischem Engagement und Nächstenliebe umschwenkt, hat die Lektion unserer Tage gelernt. Das Bewusstsein, noch einer Aufgabe zu dienen, stärkt nachweislich das Selbstwertgefühl und die Immunität des Organismus und hat insofern eine krankheitsverhütende und lebensverlängernde Wirkung, wie der Arzt Frankl erläutert hat.

Na ja, derzeit mangelt es uns an allerlei, aber an sinnvollen Aufgaben mangelt es nicht.

Als Fachfrau mit mehr als 30-jähriger psychotherapeutischer Erfahrung möchte ich die Aufmerksamkeit zuletzt noch auf einen Kernaspekt und „Fallenmechanismus" hinlenken. Patienten suchen eine psychotherapeutische Praxis mit einem *vordergründigen* und einem *hintergründigen* Anliegen auf.

Das vordergründige wird von ihnen mehr oder weniger wortgewandt dargestellt und bezieht sich hauptsächlich auf ihren Kummer, den sie loswerden wollen. Irgendeine störende Blockade in ihrem Lebensvollzug soll mit therapeutischer Unterstützung ausgeräumt werden. Der Akzent liegt auf der gezielten Beseitigung eines Negativums.

Das hintergründige Anliegen ist sehr viel diffiziler und wird kaum je von Patienten offen dargelegt. Es geht darum, worauf ihr Leben zulaufen könnte und sollte, falls Leid und Störung dezimiert oder beseitigt sind. Es rankt sich um den Entwurf einer positiven Ausfigurierung der eigenen Existenz, sobald und sofern diese entblockiert sein wird.

Wozu gesund werden?
Um *was* zu erledigen?
Um *wer* zu werden?

Für ein gelingendes Leben reicht es nicht, die Parameter dafür zu schaffen. Wer nur seinem vordergründigen Interesse frönt, sitzt in der Falle, ob sich sein Leid lichtet oder nicht. Zeigt es sich unbehebbar, fühlt er sich in seinem Anliegen gescheitert. Zeigt es sich behebbar, mixt sich in seine kurzfristige Erleichterung alsbald existenzieller Stillstand. Es ist einfach nicht so, dass man sich *erst* stabilisieren muss, um *danach* als stabiler Mensch frohgemut ans individuelle Werk zu gehen. Vielmehr muss einem *erst* ein individuelles Werk vorschweben, damit man Motiv und Kraft aufbringt, in die eigene Stabilisierung zu investieren.

Diese Erfahrung ist eins zu eins auf die Krise der Gegenwart übertragbar. Um nicht in dieselbe Falle zu geraten, wäre es weise, sich in heilsamer Nachdenklichkeit *auch dem hintergründigen Anliegen der Menschheitsfamilie* zuzuwenden. Sollten Virusplagen eines Tages überstanden sein, sollte gar auch der Treibhauseffekt zu verlangsamen sein – *quo vadis*? Welche humane Kommunität möchten wir unseren Enkelkindern bescheren? Welche Denkmodelle ihnen auf die Seele binden? Welche Eingeständnisse ihnen reuig vor die Füße legen in der Hoffnung, sie mögen es besser machen als wir? Nur wenn uns etwas von weit höherem Range als die Rückkehr zur Alltagsnormalität vorschwebt, werden wir wirklich immun werden gegen Anfechtungen vieler Art.

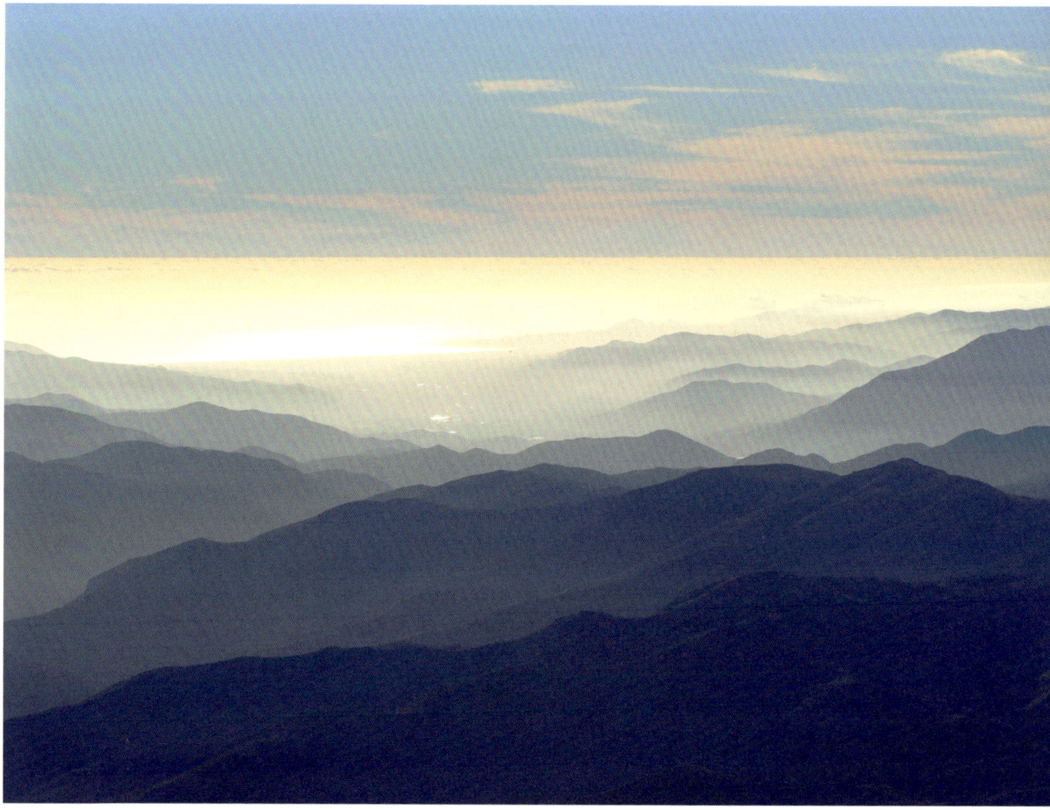

Momente, in denen Tag und Traum verschmelzen.

(Sonnenabschied vom Gipfel des Cerro Tololo nahe La Serena, Chile)

■ ■ ■

Zum Nachdenken:

„Es kommt nicht darauf an,
dem Leben mehr Jahre zu geben,
sondern den Jahren mehr Leben zu geben."
(Alexis Carrel)

■ ■ ■

Danksagung

Ohne Verlag ist ein Autor nur jemand, der auf einem Computer seinen Träumen nachhängt. Mit einem liebenswerten Stefan Liesenfeld zu arbeiten und die Unterstützung von Frank Schmelzer und dem gesamten Team zu genießen, war uns eine große Freude.

Elisabeth Lukas, Reinhardt Wurzel

Vita der Autoren

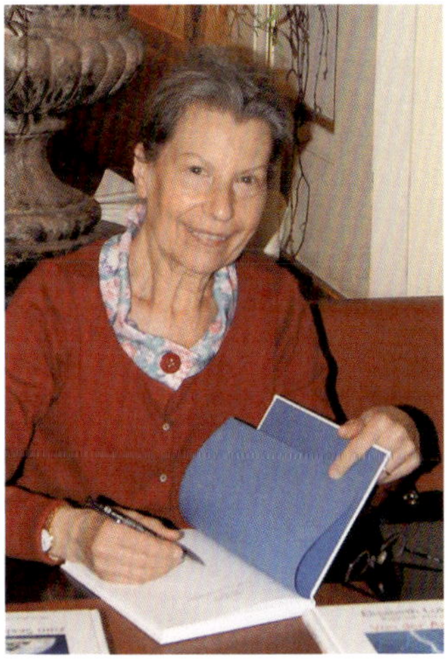

Elisabeth Lukas ist Klinische Psychologin und approbierte Psychotherapeutin. Als Schülerin von Prof. Viktor E. Frankl spezialisierte sie sich auf die Anwendung der Logotherapie, die sie methodisch weiterentwickelte. 17 Jahre lang war sie Leiterin und Ausbilderin am „Süddeutschen Institut für Logotherapie" in Fürstenfeldbruck. In den vergangenen Jahrzehnten schrieb und publizierte sie über 40 Bücher, die in 19 Sprachen übersetzt worden sind. Vortragsreisen führten sie weltweit zu über 50 Universitäten. Heute lebt Elisabeth Lukas in der Nähe von Wien.

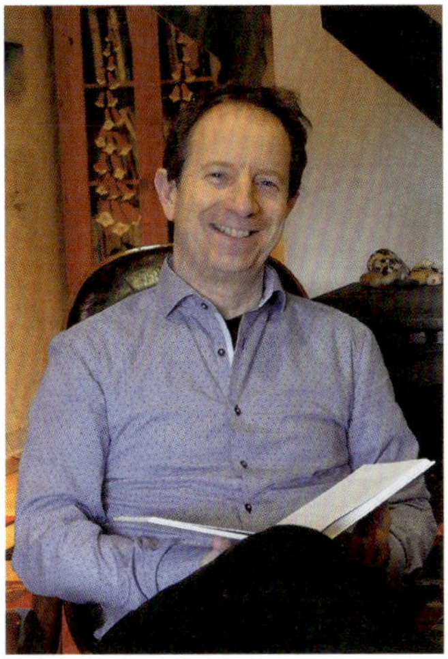

Reinhardt Wurzel war nach seiner Zeit als Rettungssanitäter viele Jahre als freier Journalist für große Zeitschriften und verschiedene Fernsehredaktionen tätig. Seit über zwei Jahrzehnten betreibt er in Himmelgarten bei Nürnberg eine Praxis für Alternativmedizin, in der die manuelle neuromuskuläre Behandlungsmethode Vitametik zur Anwendung kommt. Ergänzend kommt das Gedankengut der Logotherapie zum Einsatz.

Fotonachweis

Cover:	Bernd Gährken
Seite 13:	Bernd Gährken
Seite 21:	Jürgen Michelberger
Seite 27:	Ulf Lassmann
Seite 33:	Reinhardt Wurzel
Seite 37:	Reinhardt Wurzel
Seite 43:	Reinhardt Wurzel
Seite 47:	Sebastian Voltmer
Seite 57:	Ulf Lassmann
Seite 61:	Sebastian Voltmer
Seite 66:	Reinhardt Wurzel
Seite 69:	Ulf Lassmann
Seite 76:	Sebastian Voltmer
Seite 83:	Reinhardt Wurzel
Seite 89:	Reinhardt Wurzel
Seite 95:	Reinhardt Wurzel
Seite 103:	Jürgen Michelberger
Seite 108:	Reinhardt Wurzel
Seite 117:	Sebastian Voltmer
Seite 123:	Jürgen Michelberger
Seite 130:	Ulf Lassmann
Seite 138:	Reinhardt Wurzel
Seite 141:	Reinhardt Wurzel

Buchtipps

Die erste gemeinsame Buchveröffentlichung von Elisabeth Lukas und Reinhardt Wurzel (bereits in 2. Auflage):

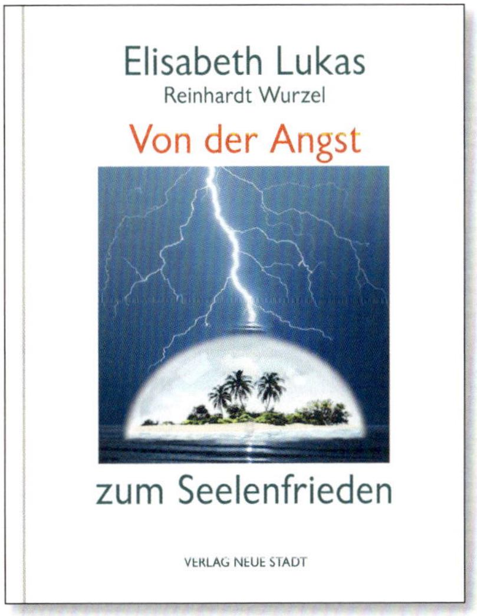

144 Seiten, gebunden
Format 17 x 22 cm
15 Farbfotos
Verlag Neue Stadt, München
ISBN 978-3-7346-1203-9

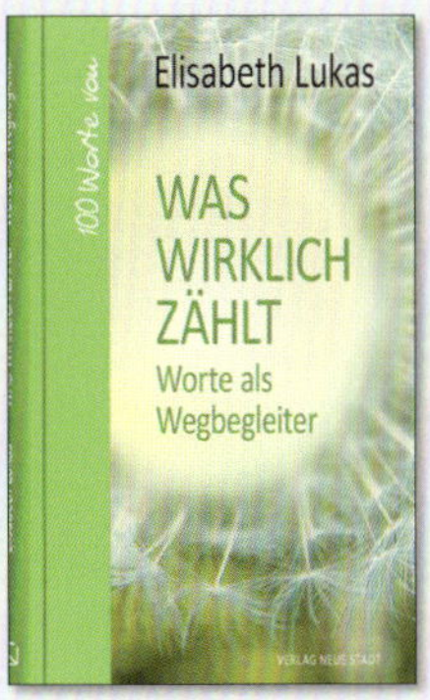

Was zählt? Was bleibt? Was trägt? 100 Wegbegleiter-Worte von Elisabeth Lukas führen ohne Umschweife zum Wesentlichen: eine Ermutigung, die einmalige Chance des eigenen Lebens zu ergreifen – wo immer wir stehen. Als Menschen mit einer Verantwortung, einzigartig und kostbar.

120 Seiten, gebunden, Format 11 x 19 cm
ISBN 978-3-7346-1228-2

Weitere Titel von Elisabeth Lukas im Verlag Neue Stadt

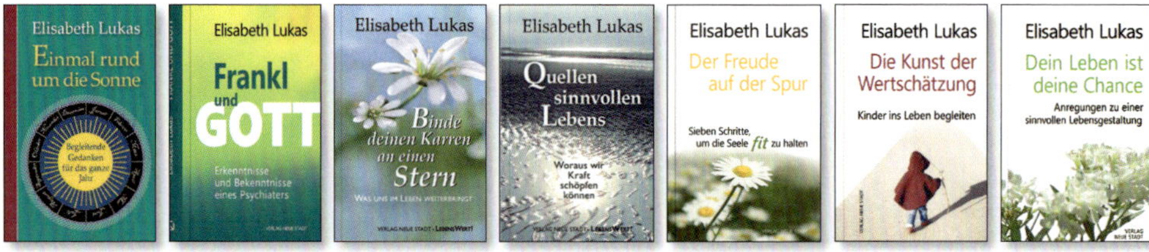

Einmal rund um die Sonne. Begleitende Gedanken für das ganze Jahr
304 Seiten, gebunden, ISBN 978-3-7346-1091-2

Frankl und Gott
Erkenntnisse und Bekenntnisse eines Psychiaters
192 Seiten, gebunden, ISBN 978-3-7346-1183-4

Binde deinen Karren an einen Stern. Was uns im Leben weiterbringt
Hilfen, den eigenen „Lebenskarren" voranzubringen in den vielfältigen Herausforderungen.
160 Seiten, gebunden, ISBN 978-3-87996-907-4

Quellen sinnvollen Lebens. Woraus wir Kraft schöpfen können
160 Seiten, gebunden, ISBN 978-3-7346-1002-8

Der Freude auf der Spur. Sieben Schritte, um die Seele fit zu halten
Weil eine tiefe Grundfreude lebenswichtig ist – für die seelische Gesundheit und für die Beziehungen, in denen wir leben. *160 Seiten, gebunden, Neuausgabe, ISBN 978-3-7346-1234-3*

Die Kunst der Wertschätzung. Kinder ins Leben begleiten
Was Eltern und Erzieher dazu beitragen können, dass „ihre Kinder glücklich werden".
160 Seiten, gebunden, erweiterte Neuausgabe, ISBN 978-3-7346-1144-5

Dein Leben ist deine Chance
Anregungen zu einer sinnvollen Lebensgestaltung
Kriterien für die Suche nach dem eigenen Weg – für Jung und Alt.
192 Seiten, gebunden, erweiterte Neuausgabe, ISBN 978-3-7346-1145-2

Mehr unter www.neuestadt.com